刘铁军 图说
肝肾 就要这样补

刘铁军 主编

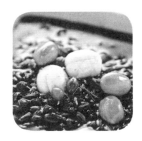
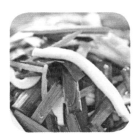
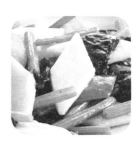
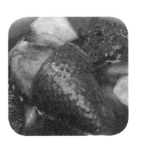

江苏凤凰科学技术出版社　凤凰含章

图书在版编目（CIP）数据

刘铁军图说肝肾就要这样补 / 刘铁军主编. —— 南京:
江苏凤凰科学技术出版社, 2014.8
ISBN 978-7-5537-3375-3

Ⅰ.①刘… Ⅱ.①刘… Ⅲ.①补益肝肾 – 图解 Ⅳ.
①R256-64

中国版本图书馆CIP数据核字(2014)第121602号

刘铁军图说肝肾就要这样补

主　　　　编	刘铁军	
责 任 编 辑	张远文	葛　昀
责 任 监 制	曹叶平	周雅婷

出 版 发 行	凤凰出版传媒股份有限公司
	江苏凤凰科学技术出版社
出版社地址	南京市湖南路 1 号 A 楼，邮编：210009
出版社网址	http://www.pspress.cn
经　　　销	凤凰出版传媒股份有限公司
印　　　刷	北京旭丰源印刷技术有限公司

开　　　本	718mm×1000mm　　1/16
印　　　张	15
字　　　数	210千字
版　　　次	2014年8月第1版
印　　　次	2014年8月第1次印刷

标 准 书 号	ISBN 978-7-5537-3375-3
定　　　价	39.80元

图书如有印装质量问题，可随时向我社出版科调换。

序

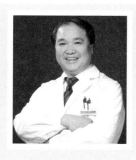

刘铁军

国家级名老中医

长春中医药大学附属医院肝脾胃病科（消化内科）主任

中医药大学附属医院肝脾胃病科博士生导师

国家第四批、第五批老中医药专家学术经验继承工作指导老师

世中联肝病、消化病专业委员会理事评审专家

吉林省中医药学会肝脾胃病专业委员会主任委员

现代人生活紧张忙碌，长期在电脑前工作、熬夜过多、睡眠质量不好、烟酒过度、随便用药、食用含有农药的蔬果以及面对严重的环境污染等等，使自己长久处于亚健康状态，如反应迟钝、食欲减退、贫血、便秘、眼睛干涩、失眠、恶心呕吐等，这些毛病并不是什么特别明显的大病，常常不被人们所重视。但是，它又时时困扰着我们，影响我们的生活。如何才能解决这些问题呢？

解铃还需系铃人，归根结底在肝肾！

肝肾是人体最重要的代谢器官。肝脏负责营养储存和解毒，需要有效地把人体内、外毒素分解、净化、排出；肾脏负责分泌激素、生成尿液和排泄废物。肝肾在疲劳、压力、免疫力下降、过敏、受损、慢性炎症的状态下，长期超负荷工作，它们的排毒、排泄功能下降，导致过多的毒素淤积体内，这就是造成亚健康状态的原因。

我在门诊中治疗过一个患者，才37岁的人，竟然双鬓已经斑白了，脸色黑黄黑黄的、眼白也隐约发黄。一看即知是肝肾受损。因为从中医角度讲，发乃肾之华、血之余，双鬓斑白说明肾气和肝血不充盈；眼睛是肝的反应区，眼白发黄说明肝受到损伤。后来一查竟然是脂肪肝。据他自述，经常陪客人吃饭喝酒，平日也经常熬夜加班，生活无规律……直到肝区发生疼痛，才来医院就诊。

通过这个案例我想告诫大家：冰冻三尺非一日之寒，通过药物治疗确实能在短期内解决相关病症，但其副作用也是不可忽视的，与其把金钱和时间花费在求医吃药上，不如花在平日的补养上。肝肾是人的根本，不保养就没有抗病的能力。换句话说谁的肝血充盈、肾精充足，谁就健康喜乐！

生活正常、饮食有节，恰到好处的生活方式是人体健康的最基本的条件。愿每个人都能够健康幸福！

我们在此特别制作了阅读导航，对于全书各章节的部分功能、特点等做一大概说明，这必然会大大提高读者在阅读本书时的效率。

关于食材的介绍
这里介绍食材每餐吃多少最合适以及食材产季的资讯。

功效标注
用直接简单的方式标注食材重要的功效。

功效解读
用表格的方式，分别从对肝肾的好处和其他养生功效两方面，详细专业地阐述食材的养生作用。

贴心的提示
介绍食材最健康的吃法，从专业的角度切入叮嘱你食用该食材时的各种注意事项。

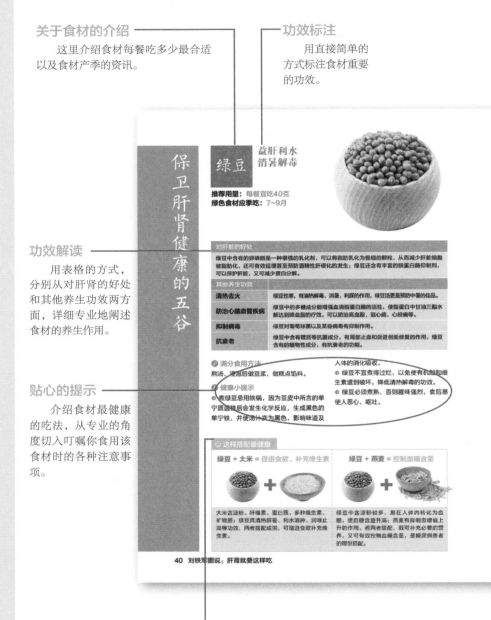

保卫肝肾健康的五谷

绿豆
益肝利水
消暑解毒

推荐用量：每餐宜吃40克
绿色食材应季吃：7~9月

对肝脏的好处	
绿豆中含有的卵磷脂是一种很强的乳化剂，可以将脂肪乳化为极细的颗粒，从而减少肝脏细胞被脂肪化，还可有效延缓甚至预防酒精性肝硬化的发生；绿豆还含有丰富的胰蛋白酶抑制剂，可以保护肝脏，又可减少蛋白分解。	

其他养生功效	
清热去火	绿豆性寒，有清热解毒、消暑、利尿的作用，绿豆汤是预防中暑的佳品。
防治心脑血管疾病	绿豆中的多糖成分能增强血清脂蛋白酶的活性，使脂蛋白中甘油三脂水解达到降血脂的疗效，可以防治高血脂、冠心病、心绞痛等。
抑制病毒	绿豆对葡萄球菌以及某些病毒有抑制作用。
抗衰老	绿豆中含有糅质和抗菌成分，有局部止血和促进创面修复的作用，绿豆含有的植物性成分，有抗衰老的功能。

⊘ 满分食用方法
熬汤、浸泡后做豆浆，做糕点馅料。

⊘ 健康小提示
◎煮绿豆忌用铁锅，因为豆皮中所含的单宁质遇铁后会发生化学反应，生成黑色的单宁铁，并使汤水变为黑色，影响味道及人体的消化吸收。
◎绿豆不宜煮得过烂，以免使有机酸和维生素遭到破坏，降低清热解毒的功效。
◎绿豆必须煮熟，否则腥味强烈，食后易使人恶心、呕吐。

◎ 这样搭配最健康

绿豆 + 大米 = 促进食欲、补充维生素

绿豆 + 燕麦 = 控制血糖含量

大米含淀粉、纤维素、蛋白质、多种维生素、矿物质；绿豆具清热解暑、利水消肿、润喉止渴等功效，两者搭配成粥，可增进食欲补充维生素。

绿豆中含淀粉较多，易在人体内转化为血糖，使血糖含量升高；燕麦有抑制血糖偏上升的作用。若两者搭配，既可补充必要的营养，又可有效控制血糖含量、是糖尿病患者的理想搭配。

这样搭配最健康
从食物搭配宜忌的角度，给读者最健康的搭配推荐，吃对不吃错。

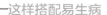

这样搭配易生病

从食物搭配宜忌的角度出发，告诉你为什么要防止这样搭配，让你吃的更健康！

人群宜忌解读

有关食材适宜人群和不适宜人群在此一一列举，你一看就明了！

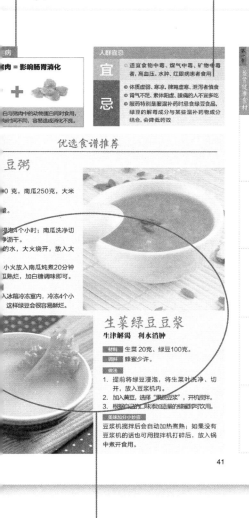

最优质的养生食谱

教授和营养师共同建议并优选出该食材最健康营养的食谱，让你吃出好身体！

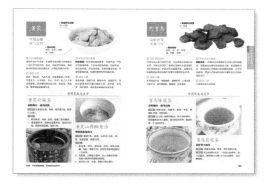

对肝肾有益的中草药

教授根据中药药性，详细介绍常见的保肝护肾草药，包括对肝肾的益处、常见功效大索检、适用人群、禁忌人群和常用家庭养生方。

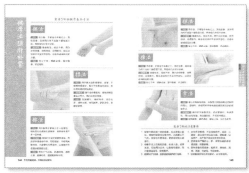

不可或缺的益肝强肾中医保健法

从中医角度详细讲解按摩、刮痧、拔罐、药浴泡脚等家庭保肝护肾自然疗法。

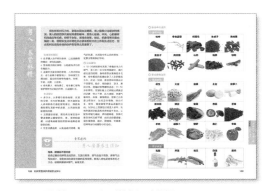

不同季节不同人群补肝益肾

从四季和男人、女人、老年人、上班族等方面，对症应时，提供了相应的保肝护肾饮食、运动、居家护理方法。

食欲减退 肝肾疾病对症食疗方

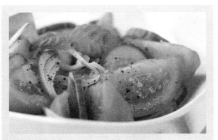

番茄黄瓜沙拉 P63
开胃益脾　祛斑美白

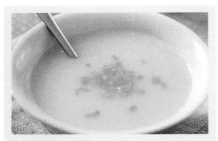

胡萝卜米糊 P65
清肝明目　促进消化

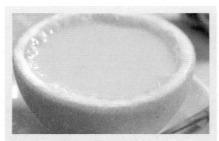

核桃柑橘豆浆 P109
健胃润肺　补血安神

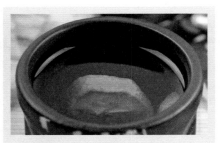

山楂汤 P122
消食散瘀

水肿 肝肾疾病对症食疗方

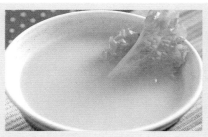

生菜绿豆豆浆 P41
生津解渴　利水消肿

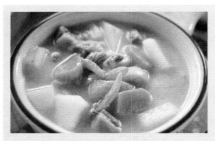

白鸭冬瓜汤 P77
祛湿利水　滋补五脏

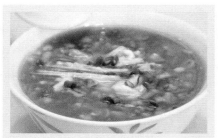

鲤鱼米豆粥 P83
利尿消肿　健脾益肾

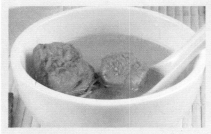

泽泻茯苓鸡 P141
利水消肿

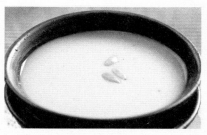

松子杏仁豆浆　P105
润肤养颜　益肾增智

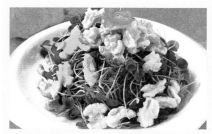

豆苗核桃仁　P109
健身益智　补虚益气

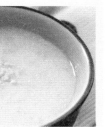

花生米糊　P111
健脾和胃　抗衰老

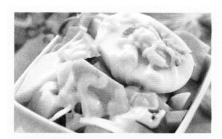

土豆鸡蛋沙拉　P117
强身益肾　提高智力

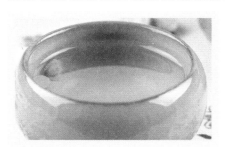

山楂枸杞养生茶　P122
益睛明目　溶脂消食

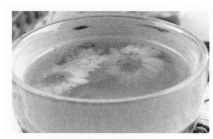

菊花决明子茶　P124
养肝明目　通便益肾

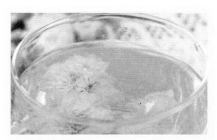

桑菊茶　P126
清肝明目　散热清肺

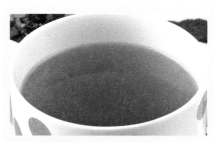

地黄山药明目茶　P130
益睛明目　疏风清热

反应迟钝　肝肾疾病对症食疗方

视力减退　肝肾疾病对症食疗方

失眠 肝肾疾病对症食疗方

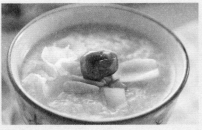

黄金玉米粥　P45
镇静安眠　健胃除湿

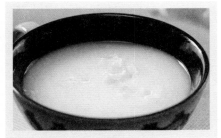

糯米百合藕豆浆　P53
润肺补气　滋阴活血

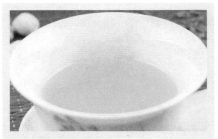

莲子茶　P113
健脾益肾　滋养安神

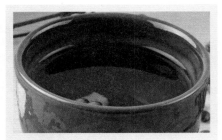

茯苓枣仁宁心茶　P141
宁心安神

恶心呕吐 肝肾疾病对症食疗方

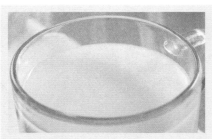

红薯山药小米豆浆　P45
健脾养胃　保持肌肤弹性

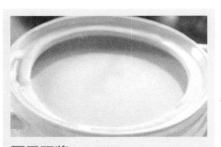

栗子豆浆　P107
养胃健脾　补肾强筋

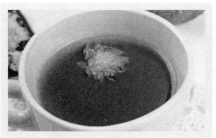

红枣菊花茶　P127
补血　强健脾胃

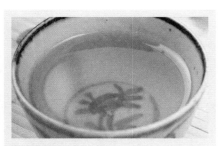

桂圆茶　P129
补血调经　益脾开胃

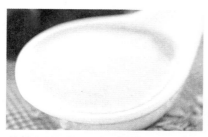

燕麦栗子糊　P107

增强体质　营养身体

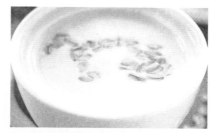

燕麦牛奶粥　P119

养心安神　补虚养血

肝肾疾病对症食疗方

疲倦乏力

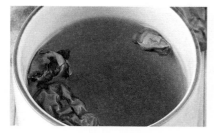

人参玫瑰益寿茶　P125

延缓衰老　提振精神

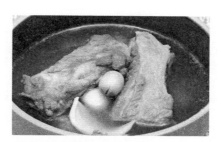

莲子百合排骨汤　P181

滋养心阴　安神定志　舒缓神经

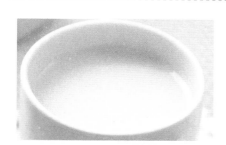

山药豆浆　P61

补益肾精　滋养气血

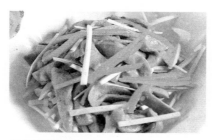

韭黄拌腰丝　P67

温补肝肾　助阳固精

肝肾疾病对症食疗方

畏寒怕冷

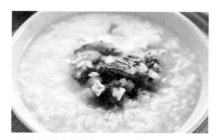

葱白乌鸡糯米粥　P71

补气养血　补益肝肾

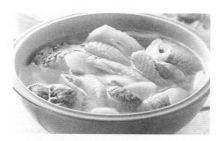

姜片海参炖鸡汤　P93

补肾益精　养血润燥

面色发黄 肝肾疾病对症食疗方

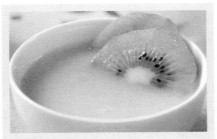

猕猴桃米糊　P97

开胃　助消化　美白养颜

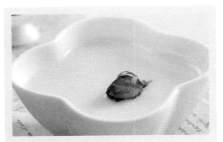

玫瑰花豆浆　P125

润肤美容　清肝润燥

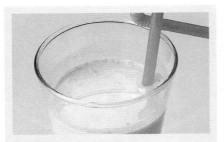

樱桃酸奶汁　P103

美容养颜　增强身体免疫力

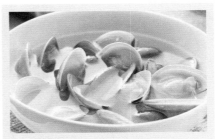

茵陈甘草蛤蜊汤　P204

清肝解毒　利胆退黄

焦急上火 肝肾疾病对症食疗方

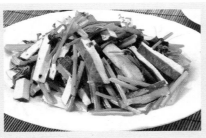

芹菜炒豆腐干　P51

降血压　清肝火

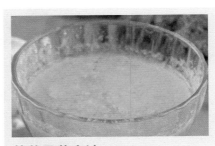

苹萝桑葚蜜汁　P95

美容养颜　润燥去火

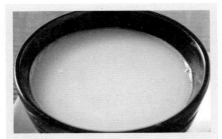

银耳百合莲子绿豆浆　P113

清热去火　静心安神

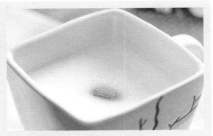

杏仁槐花豆浆　P123

清肝泻火

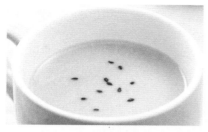

芝麻黑米豆浆 P43
益肾聪脑 固齿强身

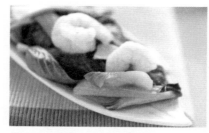

虾仁炒油菜 P81
强壮身体 提高记忆力

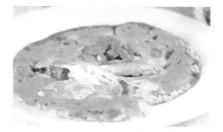

牡蛎煎蛋 P91
益智补虚 利五脏

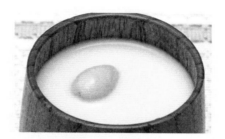

白果蒸鸡蛋 P184
补气养肺 润燥止咳 健脑益智

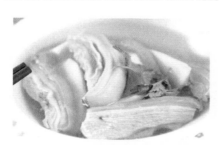

山药羊肉汤 P69
补肺 补肾 补脾

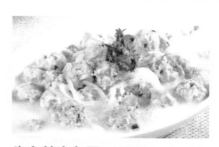

生氽羊肉丸子 P69
强腰固肾 补气益虚

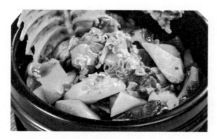

山药烧甲鱼 P87
滋阴壮腰 健肾

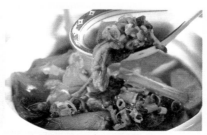

粉皮炖甲鱼 P87
补虚益气 强筋健骨

性功能减退

肝肾疾病对症食疗方

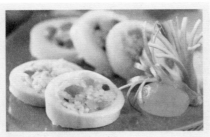

墨鱼饭 P89
养血通经　滋阴益肾

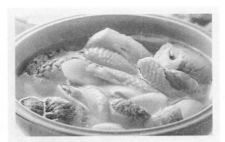

姜片海参炖鸡汤 P93
补肾益精　养血润燥

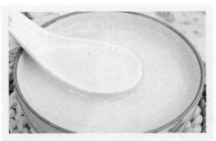

桂圆山药豆浆 P190
滋补强体　益肾补虚　养血固精

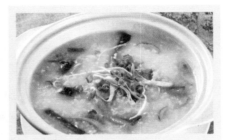

生滚黄鳝粥 P219
补中益气　强筋骨

须发早白

肝肾疾病对症食疗方

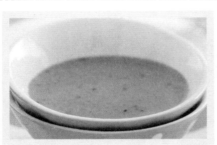

山药黑芝麻糊 P43
补肾益肝　乌发美容

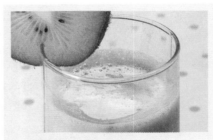

猕猴桃桑葚奶 P95
保肝护肾　延缓衰老

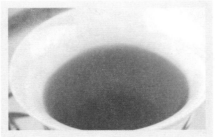

首乌益发茶 P135
补肝肾　乌须发

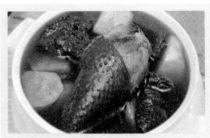

肾气乌鸡汤 P187
滋阴补肾　温中健脾

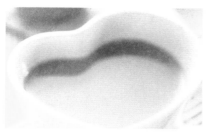

黑豆豆奶 P47

补充营养　延缓衰老

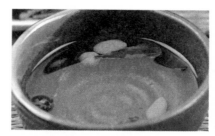

杜仲五味子茶 P137

补肝益肾　强健筋骨

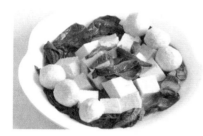

牛膝蔬菜丸子 P140

补肝肾　强筋骨

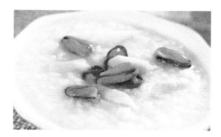

淡菜粥 P196

补肾益血　延年益寿

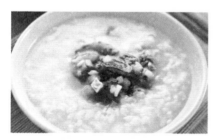

葱白乌鸡糯米粥 P71

补气养血　补益肝肾

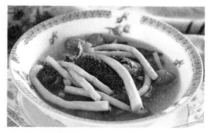

茶树菇红枣乌鸡汤 P71

补血养颜

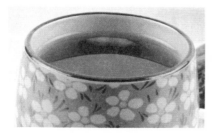

红枣枸杞茶 P133

补血调经

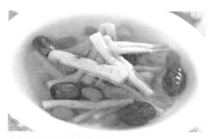

党参枸杞红枣汤 P193

益气养血　滋阴补肝肾

听力减退

肝肾疾病对症食疗方

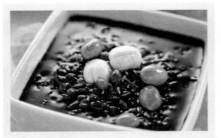

黑米桂花粥　P49
益气补血　暖胃健脾　滋补肝肾

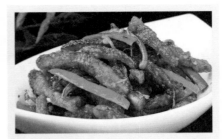

家常鳝鱼段　P85
补虚劳　强筋骨

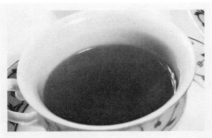

菟丝子苁蓉饮　P139
健腰聪耳　强筋壮骨

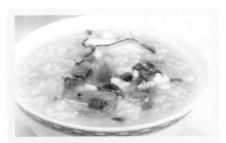

香菇双蛋粥　P196
延缓衰老　抗癌

眼干眼痛

肝肾疾病对症食疗方

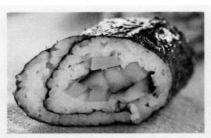

寿司卷　P65
明目　增强抵抗力

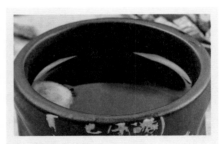

黄芪升麻茶　P134
益精明目　疏风清热

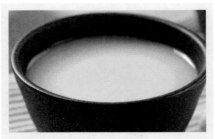

莲子木瓜豆浆　P199
缓解眼干眼痛症状

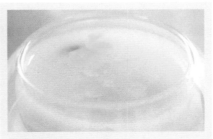

菊花豆浆　P199
抵抗电脑辐射　保护眼睛

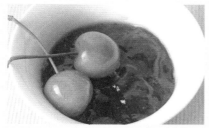

猕猴桃汁 P97

滋润皮肤　美白养颜

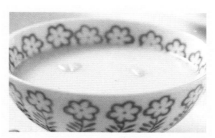

柚子茶 P99

美白肌肤　嫩肤去斑

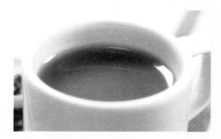

樱桃酱 P103

补血调中　健脾开胃

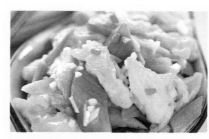

松子芝麻糯米豆浆 P105

防止动脉硬化　滋润皮肤

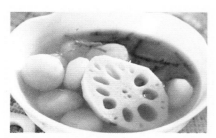

黑豆豆浆 P47

养心润肺　利尿消肿

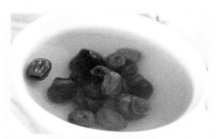

丝瓜鸡蛋 P117

清热消毒　消暑利肿

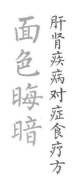

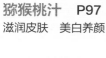

马蹄鲜藕茅根汤 P181

凉血止血　清热利尿　解暑止渴

车前子田螺汤 P225

利水通淋　清热祛湿

排尿不畅

肝肾疾病对症食疗方

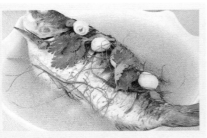

玉米须鲫鱼汤　P216
清热利湿　利尿通淋

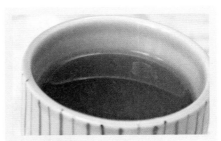

马蹄茅根茶　P222
凉血止血　利尿通淋

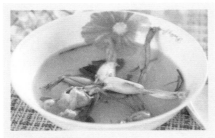

金钱草牛蛙　P222
解毒消肿　利尿通淋

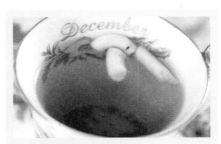

通草车前子茶　P225
清热利尿　凉血止血

大便不畅

肝肾疾病对症食疗方

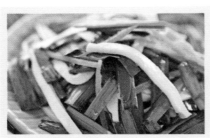

韭菜炒干丝　P55
润肠通便　缓解便秘

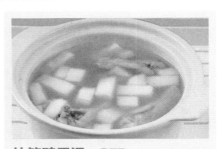

竹笋鸭子汤　P77
滋阴补血　和中润肠

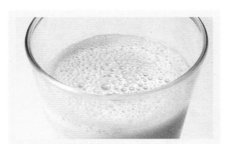

香蕉奶昔　P119
清热润肠　生津润燥

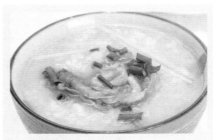

苁蓉羊肉粥　P190
温中暖下　润肠通便

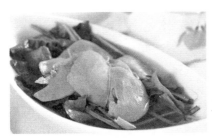

荠菜猪腰汤 P67

清热凉血　补肾壮阳

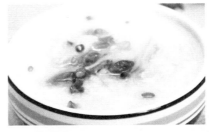

鹌鹑瘦肉粥 P73

疏肝理气　补虚养阴

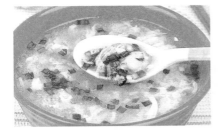

牡蛎豆腐汤 P91

潜阳敛阴　清热润燥

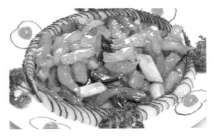

葱烧海参 P93

益气补肾　清肾虚之火

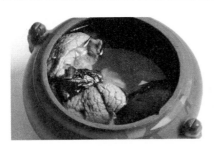

锁阳羊肉汤 P128

适用于各种阳虚证

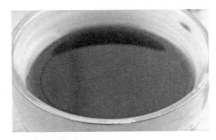

锁阳桑葚茶 P128

补肾壮阳　益肾精

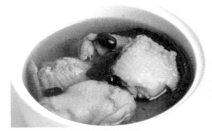

巴戟天黑豆鸡汤 P132

滋补肾气

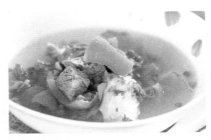

花椒羊肉汤 P187

暖中补虚　益肾壮阳

目录 ｜ Contents

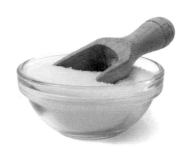

名医细说40种保肝益肾健康食材

第一章

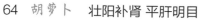

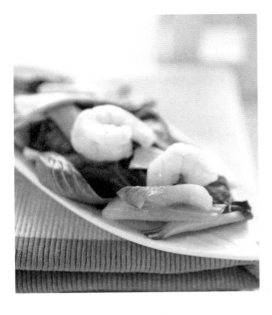

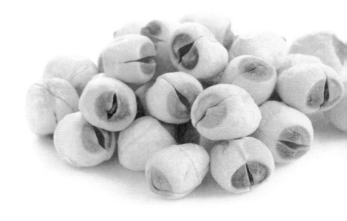

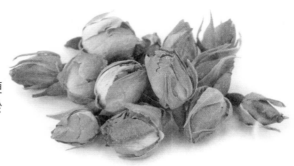

第二章

对肝肾有益的中草药

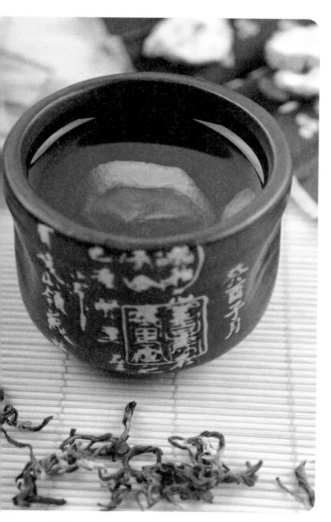

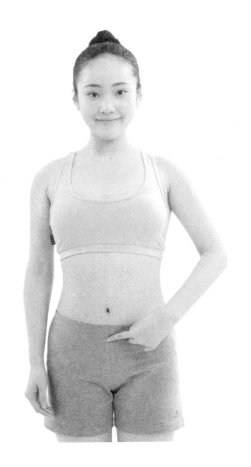

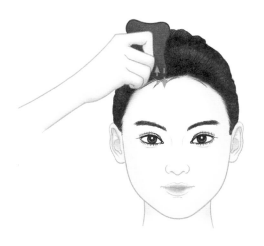

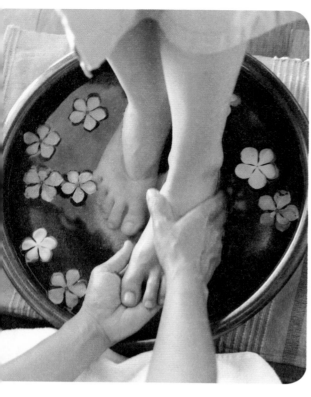

第四章

简单运动补益肝肾

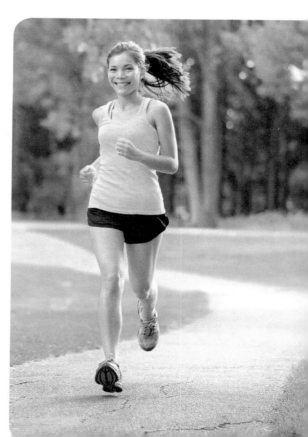

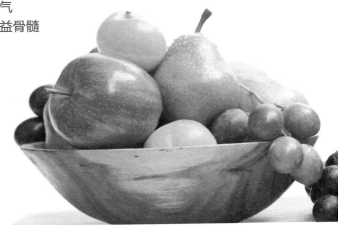

第五章

不同季节不同人群补肝益肾

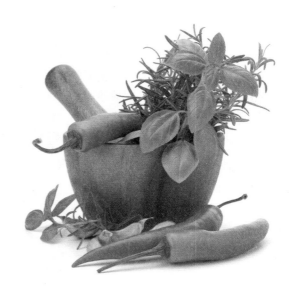

肝肾常见疾病对症疗法

第六章

认识肝肾

● 什么是肝脏

　　肝脏，是人体重要的器官之一，是人体最大的消化腺。它位于腹部的右上方，形状似楔形，左右二叶结合在一起，右叶是左叶的四五倍大。肝脏的上面和后面贴着横膈膜，其他各面被以膈膜，下面有点凹凸不平。肝门在左右两叶的后下方，肝动脉、门脉、胆管等在此出入。肝静脉则由上面出来。胆管从右叶下面出来，在此与胆囊相接。

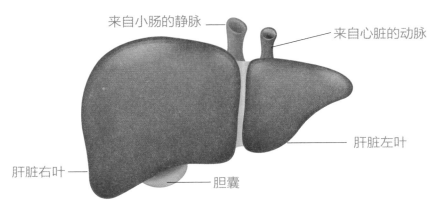

来自小肠的静脉

来自心脏的动脉

肝脏右叶

胆囊

肝脏左叶

● 什么是肾脏

　　肾脏在人体下腹部，脊柱两旁，左右各1个，体积约一个拳头。外形像两瓣左右对称的蚕豆，颜色呈红褐，外表很光滑，内侧有一深凹陷，医学上叫肾门，是肾动脉、肾静脉、输尿管、淋巴管和神经等出入的地方。一般左肾较细长，右肾较宽而短。

　　肾脏依靠筋膜固定在腹后壁上，上端有1个很小的肾上腺。肾脏外面有2层保护膜，外层是脂肪囊，内层是肾纤维膜。

　　每个肾脏内有100多万个功能单位，称为肾单位，每个肾单位包括肾小球和肾小管两部分，肾小球有滤过作用，肾小管有重吸收和排泄功能。肾脏是排泄人体内代谢终末产物和多余水分的重要器官，对控制体液各成分浓度、保持组织液的电解质与水的平衡十分重要。

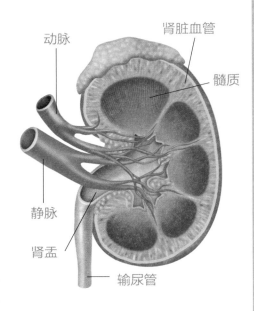

动脉

肾脏血管

髓质

静脉

肾盂

输尿管

肝肾的生理功能

⚪ 肝的主要功能是代谢与解毒

　　肝脏在体内物质代谢中起着重要的作用，被喻为"人体化工厂"。我们吃下去的食物在胃和小肠中被消化分解成葡萄糖、氨基酸、脂肪酸、甘油等物质，这些物质大部分都由幽门静脉运往肝脏，在肝细胞中发生化学变化，由此得来的能量可用于人体的生理需要和体内蛋白质或糖原的合成，例如分泌胆汁、代谢、凝血、血液调节、免疫和解毒等。肝脏在胚胎时期还有造血功能。

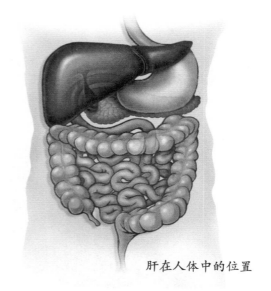

肝在人体中的位置

⚪ 肾的主要功能是"水处理"

　　肾脏的功能很多，最重要的是"水处理"——生成尿液、排泄废物如尿素等含氮有毒物质。人们喝的汽水、茶水、汤等液体，经过胃肠道吸收进入血液，通过血液循环，再经肾脏处理后形成尿液排出体外。肾脏在完成其排泄功能的同时，还能产生多种激素，发挥重要的内分泌作用。迄今为止，已发现肾脏可以产生和分泌肾素、激肽释放酶、促红细胞生成素、前列腺素、利钠激素、肾素抑制素、抗高血压中性髓质脂类等多种激素。

　　肾脏除了能够生成尿液、排泄废物之外，还具有调节水的代谢、保持酸碱平衡和各种成分稳定以及内分泌等功能。

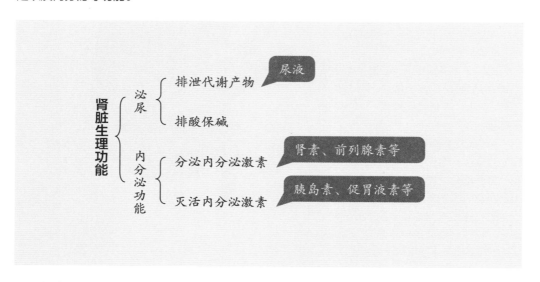

中医如何看待肝肾

🔵 中医理论中肝的功能

现代医学讲的肝脏是解剖学上的一个部位，一个人体器官。而中医学所说的肝脏，比这个概念更广泛、更复杂一些，它不仅是指解剖学上的肝脏，更重要的是一个功能活动系统，是一较抽象的概念，如人的精神情志活动等都涉及中医所说的肝的功能范围。

⊙ **肝藏血：**肝在中医理论中是贮藏血液的，有调节血液流量的作用，五脏六腑的功能都是靠肝的气机调畅来推动正常运行。人体处于休息或睡眠状态时，部分血液回流到肝内贮藏起来，而活动时肝内的血液就会被运送到全身，供给各组织需要。

⊙ **肝主疏漏：**肝具有疏散宣泄的功能，主要包括三个方面。一是指肝脏功能和情绪变化有关，中医中的致病因素"外感内伤""七情"，即是指人在发怒的时候会伤肝，而肝气不疏时也会导致易怒，形成恶性循环，使人生病；二是指肝脏功能与消化功能有关，脾的运化、脾气的散布作用和胆汁的分泌，均有赖于肝气的疏泄作用；三是指肝脏功能与女性月经有关，肝藏血功能影响月经周期，如肝气淤滞，气血运行不畅，肝藏血功能失调，可产生月经不调。

⊙ **肝在志为怒：**怒是人们在情绪激动时的一种情志变化。怒对于机体的生理活动来说，一般是属于一种不良的刺激，可使气血上逆，阳气升泄。《素问·举痛论》说："怒则气逆，甚则呕血、飧泄，故气上矣。"由于肝主疏泄，阳气升发，为肝之用，故说肝在志为怒。如因大怒，则势必造成肝的阳气升发太过，故又说"怒伤肝"。反之，肝的阴血不知，肝的阳气升泄太过，则稍有刺激，即易发怒。

⊙ **肝开窍于目：**中医认为眼睛的功能和肝血调节功能有关，肝通过肝藏血的功能，把眼睛的功能更养护好。如肝血不足，目失营养，就会出现两眼干涩、视力减退或夜盲。

⊙ **肝在液为泪：**泪从目出，《素问·宣明五气篇》说："肝为泪。"泪有濡润眼睛，保护眼睛的作用。正常情况下，泪液的分泌是濡润而不外溢，但在异物侵入目中时，泪液即可大量分泌，起到清洁眼目和排除异物的作用。在病理情况下，则可见泪液的分泌异常。如肝的阴血不足时两目干涩，实质上即是泪液的分泌不足；如在风火赤眼，肝经湿热等情况下，可见目眵增多，迎风流泪等症。在极度悲伤的情况下，泪液的分泌也可大量增多。

⊙ **肝在体合筋，其华在爪：**中医认为人体的筋膜也要依赖于肝气濡养，肝的气血充足则筋力强健，才能使我们的肢体关节运动灵活且富有力量。肝气虚则肢体关节屈伸困难。此外，肝的虚实情况可以从爪甲的变化反映出来。比如，指甲红润有光泽的人则肝功能正常，爪甲淡白无光泽说明肝脏藏血功能不好等。

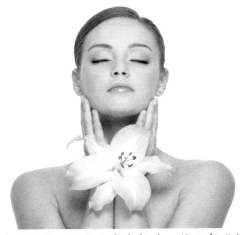

女性的容貌和气血息息相关，所以有"女养肝"一说

　　现代医学讲的肾脏也是解剖学上的一个人体器官。而中医所说的肾，内容就广泛得多。中医认为肾是一个极其重要而又包含多种功能的脏器，内含元阴元阳，是先天之本、生命之根。中医把它所藏之气看作是生命的原动力。与膀胱、骨髓、头发、耳朵、二阴等构成系统。其综合功能相当于现代医学中的内分泌、泌尿、生殖、呼吸、神经、血管、消化、免疫等多方面的作用。

⊙ 肾藏精，主生殖与发育：肾所藏的精气包括"先天之精"和"后天之精"。先天之精是指父母给予的生殖之精，它在人体从孕育成形到发育壮大的整个过程中起着决定性作用。后天之精指人出生以后，来源于摄入的饮食物，通过脾胃吸收转化而生成的水谷精气，以及脏腑生理活动中化生的精气通过代谢平衡后的剩余部分。中医认为肾所藏的精气是人体生长发育和生殖功能的主要物质基础，影响到人体各个脏腑。

⊙ 肾主水：中医认为肾对人体内水液的存留、分布与排泄作用，主要是靠肾的气化功能完成的。肾对人体内津液的输布和排泄，维持体内水液代谢的平衡，起着极为重要的调节作用。肾阳和肾阴相互调节，人体津液输布正常。

⊙ 肾主骨生髓，其华在发：中医认为只有肾中精气充盈，才能使骨坚。若肾虚气少，不能营养骨髓，则骨骼脆弱无力，发育不良。而这"生髓"包括三个方面：骨髓、脊髓、脑髓。因此，肾气的好坏，不仅影响骨髓的生长发育，而且影响脊髓和脑髓的充盈和发育。

　　中医认为头发的生长全赖于精和血，肾藏精，"精血同源"，故说其华在发。发的生长与脱落、润泽与干枯依赖于肾中精气的盛衰。

⊙ 肾主纳气：肾主纳气是指人体的呼吸功能虽为肺所主，还要依赖于肾的纳气作用，才能保证呼吸正常。中医认为肺吸入空气，必须下达于肾，肾在下焦起摄纳的作用，只有肾气充足，肺得其滋助才能气道通畅，呼吸均匀。若肾气虚而不能纳气时，就会出现呼多吸少。吸气困难的喘息病，临床上称之为"肾不纳气"。

⊙ 肾主管水液代谢：《素问·逆调论》说："肾者水脏，主津液。"这里的津液主要指水液。《医宗必读·水肿胀满论》说："肾水主五液，凡五气所化之液，悉属于肾。"中医学认为人体水液代谢主要与肺、脾、肾有关，其中肾为最关键。一旦肾虚，气化作用就会失常，可发生遗尿、小便失禁、夜尿增多、尿少、水肿等。

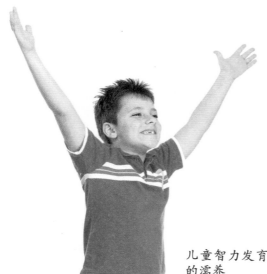

儿童智力发育和身体发育都需要肾精的濡养

🌑 关于肝肾同源理论

中医里的"肝肾同源"有三个意思。第一层意思是肝肾精血相互化生：肝藏血，肾藏精，精与血之间存在着相互资生和转化的关系。血的化生有赖于肾中精气的气化，肾中精气的充盛也赖于血的滋养，肝和肾两者之间需相互生成。第二层意思是肝肾阴阳相互资生、相互制约：肝肾阴阳，息息相通，相互资生，相互制约，维持肝肾阴阳的充盛与平衡。第三层意思是说疏泄与封藏相互制约、相互为用：肝主疏泄，肾主封藏。肝气疏泄可使肾之封藏开合有度，肾之封藏则可制约肝之疏泄太过。两者相互制约，相互为用，既相反又相成，治疗上只有肝肾同补才能让两者同时得到滋养。

中医认为，养肝护肾只有同时进行才能起到作用。

🌑 关于肝胆相照

讲到肝脏养生，有"肝胆相照"一说，而在其脏腑的功能上，肝脏与胆更是密不可分。肝是人体内最大的解毒器官，肝脏将有毒物质变为无毒的或消融度大的物质，随胆汁或尿液排出体外。只有"肝"与"胆"相互协作，将人体内的毒素分解排出，人们的身体才会健康。

🌑 关于肾与膀胱相表里

《黄帝内经》上说"肾开窍于二阴"，其实就是指肾与膀胱相表里。肾是作强之官，肾精充盛则身体强壮，精力旺盛；膀胱是州都之官，负责贮藏水液和排尿。它们一阴一阳，一表一里，相互影响。《黄帝内经》里说"恐伤肾"，就是说巨大的恐惧对内会伤害肾脏，肾脏受到了伤害就会通过膀胱经表现出来，生活中常见有人受到惊吓就会尿裤子，就是这个原因。肾与膀胱相表里，又与膀胱相通，膀胱的气化有赖于肾气的蒸腾。所以，肾的病变常常会导致膀胱的气化失司，引起尿量、排尿次数及排尿时间的改变。膀胱的病变有实有虚，虚证常常是由肾虚引起的。同样，膀胱经的病变也常常会转入肾经。膀胱经的热邪影响到肾经，肾经的气机逆而上冲便形成了风厥。

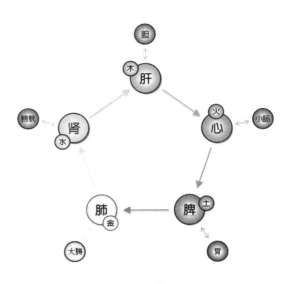

心与小肠、肺与大肠、脾与胃、肝与胆、肾与膀胱的相互关系

名医养生堂

绿色食物养肝　黑色食物固肾

中医认为，绿色（含青色和蓝色）入肝，多食绿色食品具有舒肝强肝的功能。现代医学发现，绿色药材和食物所含的各种维生素和矿物质，能帮助体内毒素的排出，更好的保护肝脏，还可明目，缓解老年人眼干、眼痛，视力减退等症状。所以，绿色食物无疑是补肝佳品。

中医认为，五行中黑色主水，入肾，常食黑色食物更益补肾。现代医学研究发现，黑色食品含有多种氨基酸及丰富的微量元素、维生素和亚油酸等营养素，可以养血补肾，有效改善虚弱体质，同时还能提高机体的自愈能力。

◎ 影响肝脏健康的因素

➔ **肝炎病毒：** 肝脏的第一大天敌首推肝炎病毒。我国肝炎病毒携带者很多，它们常将患者拖入肝炎——肝硬化——肝癌的不归路。目前已发现甲、乙、丙、丁、戊等5种型号肝炎病毒，其中尤以乙、丙等传染型最为凶险。所以在日常生活中要注意饮食卫生，做好病毒防御。

➔ **脂肪：** 肝脏是脂类代谢的中心，脂肪的分解与三酸甘油合成都需要肝脏来完成。肝脏合成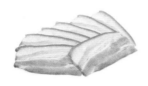和储存各种脂类，不仅供应肝脏，而且供应全身的需要。人体从外界吃进的脂肪，从胃肠道吸收后一部分进入肝脏，然后变为身体脂肪而储藏。如果肝脏内脂肪含量过多，脂肪会在肝细胞内沉积，导致肝细胞变性，形成脂肪肝，倘若脂肪肝进一步发展恶化，就会演变为肝硬化，甚至导致肝功能衰竭。

➔ **酒精：** 酒精对肝脏的损害同样非常大，酒精能够使肝细胞发生变性坏死，一次大量饮酒，会杀伤大量的肝细胞；而长期饮酒，还容易导致酒精性脂肪肝、酒精性肝炎，甚至酒精性肝硬化。

➔ **药物：** 任何药物的代谢途径都是要经过肝脏的。据有关统计资料结果显示，大约有900种以上的药物可能会损害肝脏，导致药物性肝损伤，比如常用的阿司匹林、磺胺类药物、青霉素、利福平等等。

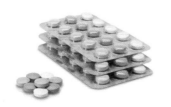

➔ **用眼过度：** 肝在窍为"目"，用眼过度是非常伤肝的，调查证实，每天在电脑前工作3小时以上的人中，90%的人都患有眼睛干涩。而在未来5年中，眼睛干涩患者人数还将以每年10%以上的速度上升。特别是长期从事电脑操作的人，要非常重视这一点。日常生活中要注意眼保健，预防眼睛干涩。平时要用眼得当，注意精神放松，感到眼睛疲劳时进行适当休息。家里的电视机、办公室的电脑都不应该摆放在高于眼睛水平的位置。要注意用眼习惯，定时休息，连续在电脑荧屏前的时间不宜过长，每隔1小时就要休息5~10分钟。工作时眼睛是向内、向下看的，所以在休息时，尽量让眼睛向左上方和右上方看。人在休息时，也要活动颈部和肩部肌肉，因为颈部肌肉僵直紊乱会影响视力。经常用眼过度者平时多吃些粗粮、杂粮、蔬菜、薯类、豆类、水果等含有维生素、蛋白质和纤维素的食物。

➔ **久坐不动：** 关节、肌腱、韧带属于肝系统，是肝脏赖以疏泄条达的结构基础和重要通道。对着电脑、电视，或是在车上让人久坐不动，令许多人关节肌腱韧带僵硬，失去柔韧灵活，使肝疏泄条达系统内的通道不畅通。我们经常会觉得，越是坐着，越是不运动，人就会越郁闷或脾气暴躁。所以说"久坐伤肝"。应适当增加运动量，在坐了两小时后多起来活动活动，舒展胫骨，有利养肝。

➔ **七情郁结：** 人有七情六欲，也就是喜、怒、哀、乐这些情绪。这些情志的抒发也靠肝脏。肝气郁结或快或慢会反映出一系列躯体疾病：胃痛、腹痛、便烂、头痛、胸闷、月经不调、乳腺增生、子宫肌瘤、色斑、高脂血症、脂肪肝、高血压等等。一般人往往经不起多次大怒激愤的情绪冲击，会导致肝气横逆、肝阳暴涨，太伤肝太伤人。所以，养肝需注意情志的调节。

◉ **盐：** 人们日常饮食中的盐分95%是由肾脏代谢的，摄入得太多，肾脏的负担就被迫加重了，再加上盐中的钠会导致人体水分不易排出，又会进一步加重肾脏的负担，从而导致肾脏功能减退。所以，每天摄盐量应该控制在6克以内。

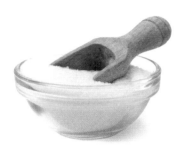

◉ **水：** 肾脏最主要的作用是负责调节人体内水分和电解质的平衡，将生理活动所产生的废物排于尿中。在进行这些功能的时候，需要足够的水分来辅助完成，所以每天饮用足够量的水，对肾脏的健康起着至关重要的作用。

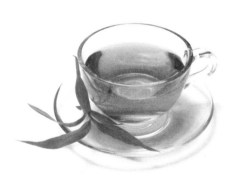

◉ **过度疲劳：** 从事正常的体力劳动是生活的需要，也能很好地锻炼身体，但长期超负荷地进行体力劳动，劳力过度导致体内的精气大量消耗而无法及时补充，肾脏发病的几率就会提高。

◉ **药物：** 有一些中、西药物，如中药中的天花粉、朱砂等，以及西药中的一些抗生素类药物、镇痛剂等，都具有一定的肾毒性，对那些肾气不足或已经得了肾病的患者来说，服用后会直接损伤肾气，出现肾病或加重肾病。

◉ **惊恐：** 《黄帝内经·素问》中提出："恐伤肾。"这是因为人在惊恐时气往下沉，可干扰神经系统，出现耳鸣、耳聋、头晕、阳痿等症，严重时能置人于死地。民间常说的"吓死人"，就是这个道理。另外，过喜、过怒、过悲、过忧、过思、过虑等情志活动，必过耗肾精，不仅导致肾病，而且还伤害其他脏腑。

◉ **长久憋尿：** 憋尿时，尿液就会在膀胱内储存很长一段时间，导致细菌繁殖，易引起膀胱炎、尿道炎，同时增加产生结石的几率；长时间憋尿还会引起尿液返流导致肾盂肾炎，严重者还会影响到肾脏功能；憋尿后还可能发生排尿性晕厥，或导致心脑血管疾病等。

因此，应该尽量不憋尿，有尿意时要及时排泄。排尿后应注意及时补充水分，增加排尿次数来降低泌尿系发生感染的几率。同时，长时间憋尿后，应注意起身或站立不要速度过快，排尿时不要过度用力，避免排尿性晕厥的发生。若无法自行排尿或有其他不适，应及时就医，以免产生不良后果。

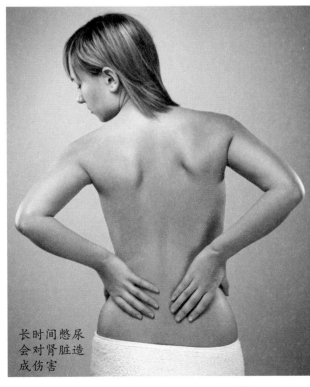

长时间憋尿会对肾脏造成伤害

☹ 误区一

脂肪肝只会发生在肥胖的人身上

脂肪肝不一定只有肥胖的人才会，饮酒过度、糖尿病控制不良、营养失调造成的肝性代谢不良等因素都会造成脂肪肝，部分丙型肝患者也较容易出脂肪肝。

☹ 误区二

只要是肝炎就会传染

肝炎有很多种，一般分为病毒性肝炎和非病毒性肝炎，前者有传染性，包括甲肝、乙肝、丙肝、丁肝、戊肝等，非病毒性肝炎包括脂肪肝、酒精肝、药物性肝炎等，是没有传染性的。

☹ 误区三

肾虚就需要壮阳

这个观点是错误的，因为肾虚分为肾阴虚和肾阳虚两个方面。肾阴虚需要滋养阴液，肾阳虚需要温肾补阳，也就是大家常说的壮阳。所以肾虚的时候不一定要壮阳，而壮阳也不一定能补肾。

☹ 误区四

肾病＝不能性生活

现代医学认为，肾脏对机体的影响极为广泛。肾脏生病必然对人体产生重要影响。但是肾脏病患者如果没有严重的肾功能受损和明显的临床症状，是可以像健康人那样过正常性生活。应当消除顾虑，增强信心，不要压抑自己的性兴奋、性欲望，否则会产生性淡漠、性厌烦，久而久之，便会失去性生活的能力。

☹ 误区五

补肾只是男人的事

补肾不仅对男性很重要，对女性来说同样重要。因为女性的经、孕、产、乳、带都需要肾精、阴血的滋养。中医认为肾为先天之本，有藏精、生髓、滤毒、调节内分泌四大功能，是人体的健康之源、美丽之源、气血生化之源，对女性的生长发育和生殖有不可替代的作用，所以女性更需要补肾。

☹ 误区六

肾虚＝性冷淡

肾主生殖，所以很多人会认为肾虚一定会导致性冷淡，这个观点是错误的。肾虚肯定会对生殖功能有所影响，但不一定会引起性冷淡。因为性冷淡是由多种因素引起，例如精神因素、生活压力等，肾虚只是其中一个因素。

保肝护肾，从年轻开始

　　肝和肾对人体的作用如此之大，肝肾一旦受到损伤，人体全身就会出现明显的物质代谢障碍、解毒功能降低、胆汁的形成和排泄障碍及出血倾向等异常改变，进而患上各种疾病。所以，我们日常生活中要帮助肝脏排毒，减轻肾脏负担，这样才能使我们更健康。

　　人一到中年，身体就开始走下坡路，代谢迟缓、体力不足、性功能变弱、疾病丛生，人们就会自发考虑自己是否有肝肾不好的可能了，开始寻找相关之食物及药物忙于滋肝补肾。其实保肝护肾并不是一朝一夕就能形成的事情。要使肾脏功能保持良好的状态，应从年轻时就注意保护肾脏。

养肝应从五个方面入手

情志调节，戒躁戒怒

　　肝主疏泄，调畅气机，具有调畅情志的功能。中医有"怒伤肝、喜伤心、忧伤肺、恐伤肾"之说。怒在中医里被归为"肝火上炎"，意指肝管辖的范围出了问题。除了本位的治疗外，透过"发泄"和"转移"的方法也可使怒气消除，保持精神愉快。

　　研究显示，想到一些好玩的、有趣的事，这样的念头也会使脑内分泌更多使身心愉悦的化学物质。当肝气郁结时，人就容易感觉郁闷，忧郁症就会接踵而至。因此应该注意保持情绪稳定，遇事不要太激动，尤其不能动怒，否则对肝脏损伤会很大。另外，如果肝气过旺的话，容易诱发心脑血管疾病。所以，心脑血管疾病患者一定要注意保养肝气，保持情绪稳定，保持一种平和的心态。心脑血管疾病患者如果好激动，爱发火，就很容易诱发脑卒中、脑梗死。如果情绪不稳定又有肝气虚的情况，就会引起虚脱。

　　由于生气会给肝脏造成诸多问题，因此要想肝脏强健，学会制怒，保持情绪的稳定是重中之重。我们可以吃些理气解郁的食物，如陈皮、山药、金橘、山楂、莲藕等，对疏泄肝气、顺气健脾都很有帮助。同时，加强运动也有助于消气，如散步、打球、游泳、瑜伽等，或者做一些体力劳动，如拖地、洗衣物等，都有助于消气。

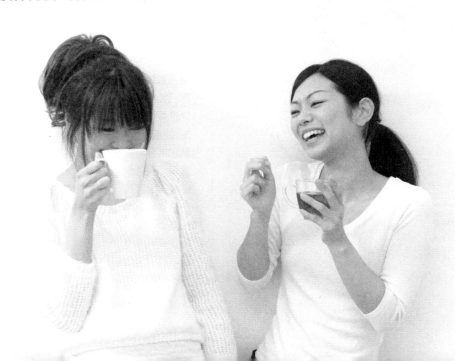

肝喜疏恶郁，可通过交友、听音乐等方法来纾解情绪，以免造成肝气郁滞

⊙ 膳食调养，护肝保肝

肝脏与心脏一样，是支撑生命大厦的重要支柱之一，人吃进去的食物经胃肠吸收后都要送到肝脏和肾脏。经过"加工"成自身需要的蛋白质、脂肪、糖和各种激素，以保证人体正常地从事工作和学习。人们如果长期选择食用的食物单调或处理不当，或因偏食、挑食、忌食等不良的饮食习惯而使某些营养素的摄入不足，都可给肝的健康带来不良影响。所以饮食有定，营养均衡，进食方式充分合理，是保肝护肾的基本要求。

⊙ 适当运动

运动可以使全身气血流畅、新陈代谢旺盛、增强体力、提高免疫功能、预防疾病，调节肝脏与其他脏腑的功能活动，同时又能增加食欲，加

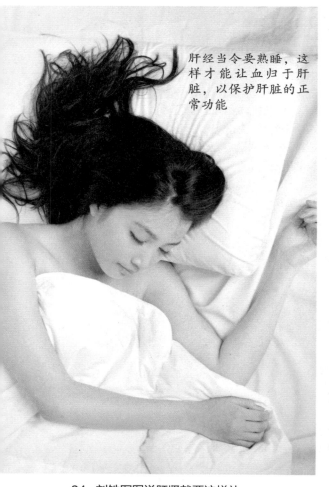

肝经当令要熟睡，这样才能让血归于肝脏，以保护肝脏的正常功能

速后天之精的化生，保证肝气和的充实。对保护肝脏大有裨益。锻炼身体的方式有多种如散步、慢跑、游泳、跳舞、台球、太极拳等，都有利于增强体质。但锻炼要每天进行，持之以恒，并且不宜过度，因为劳累过度，也常是诱发肝病反复的因素。已经患上肝病的患者锻炼关键应把握好"适度"两个字。气候剧变时尽量减少剧烈活动，如发现异常感觉要及时卧床休息，必要时赴医院进一步检查治疗。

⊙ 起居有常

劳逸结合，起居有常，养成良好的生活习惯，对身体健康非常重要。因生活无规律、睡眠不充足、暴饮暴食、酒色过度、劳逸过度，均可降低人体对疾病的抵抗力，增加患病的机会。

此外，保持一个明亮、舒适、温暖、通风良好的生活环境，并注意防寒、防潮、防湿。这是身体健康的外部条件，如果能做到，那么各种疾病的发生就会减少，肝肾也就得到保护。

⊙ 肝经当令宜熟睡

丑时是指凌晨1~3点，这个时候是肝经当令。肝经当令时一定要熟睡，这是因为肝藏血，肝血推陈出新，必须休息，以保障肝脏的正常功能。人的思维和行动要靠肝血的支持，废旧的血液要代谢，新鲜血液要产生。这种代谢通常在肝经最旺时完成。

《素问·五脏生成篇》说："故人卧血归于肝。肝受血而能视，足受血而能步，掌受血而能握，指受血而能摄。"意思是说，人躺下休息时血归于肝脏，眼睛得到血的滋养就能看到东西，脚得到血的滋养就能行走，手掌得到血的滋养就能把握，手指得到血的滋养就能抓取。当人休息或情绪稳定时，机体的需血量减少，大量血液储藏于肝；当劳动或情绪激动时，机体的需血量增加，肝排出其储藏的血液，供应机体活动需要。"人动血运于诸经，人静血归于肝"，说的也是这个道理。如果我们在半夜还不休息的话，血液就要继续不停地"运于诸经"，无法归于肝并进而养肝，那么我们的肝脏在超负荷下运转难免会有闪失。所以要强调的是，丑时一定要睡眠，而且必须要"在这段时间内睡着"，所以要在子时前就寝。

护肾应从五个方面入手

饮食保健

中医学认为，肾为先天之本，是人体生命活动的原动力，是我们身体的"老本"。肾脏所藏之精来源于先天，充实于后天，所以我们一定要好好养护自己的肾脏。在日常生活中，许多的药材、食材都能起到补肾的作用，膳食补养是一个非常不错的补肾方法

中医保健

家庭中医保健疗法包括按摩、推拿、刮痧、拔罐、艾灸、中药泡脚等。它们是通过在人体体表一定的部位施以各种手法刺激，或配合某些特定的肢体活动来防治疾病的一种方法。可以刺激末梢神经，促进血液、淋巴循环及组织间的代谢过程，以协调各组织、器官间的功能，使机体的新陈代谢水平和免疫能力有所提高，能增强人体的自然抗病能力，取得保健效果，对肾病之水肿、腰痛等症的治疗及整体康复，有不容忽视的辅助治疗效果。

保护腰部

中医认为"腰为肾之府"，"腰不好"等同于"肾不好"。肾在腰的两侧，在这一位置出现腰酸等症状，首先就是考虑肾虚、肾气不足。而且肾是一个比较大的功能群体，可谓牵一发而动全身。因此，护腰就是护肾。一旦发现持续性腰疼，一切使腹压升高的动作，如咳嗽、打喷嚏和排便等，都可能加重腰痛和腿的放射痛；或者活动时疼痛加剧，休息后减轻，都可能提示"腰出了问题"，应加以重视。

护腰首先要调整生活方式，注意预防肾脏亏虚，比如不能熬夜、避免久坐。其次，要注意合理饮食。男性可以根据自己的体质状况，选择一些补益肾脏的饮食。可多吃一些黏滑的食品，如海参、墨鱼、雪蛤、泥鳅等。而且要加强锻炼。

节欲保精

中医有句话叫"欲不可早"，就是说欲望是不可以提前的。欲多就会损精，人如果精血受到损害，就会出现两眼昏花、眼睛无神、肌肉消瘦、牙齿脱落等症状。男耗精，女耗血。过早地开始性生活，对女子来说就会伤血，对男子来说就会伤精，这样将来对身体的伤害是很大的。因此古代的养生家一直强调人一定要有理性，能控制自己的身

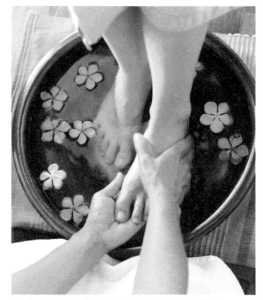

泡脚可增强身体的阳气，有益于肾脏

体，同时也要控制自己的性欲，否则的话，就会因为欲念而耗散精气，丧失掉真阳元气。

人的精气是有定量的，在长年累月折腾之下必然大量损耗，也许在三年五载内难以感觉到身体有什么大的变化，而一旦发病，想要恢复就很困难了。因此，在性生活方面要保持节制的态度。

护好丹田

丹田在人体内有三处，两眉之间的印堂穴称为"上丹田"，这是炼神之所；在两乳之间的膻中穴称为"中丹田"，这是炼气之所；在脐下三寸的关元穴称为"下丹田"，这是炼精之所。历代中医都认为下丹田和人体生命活动的关系最为密切。它位于人体中心，是任脉、督脉、冲脉这三脉经气运行的起点，十二经脉也都是直接或间接通过丹田而输入本经，再转入本脏。下丹田是真气升降、开合的基地，也是男子藏精、女子养胎的地方。因此，可以说，下丹田是"性命之祖，生气之源，五脏六腑之本，十二经脉之根，阴阳之会，呼吸之门，水火交会之乡"。人的元气发源于肾，藏于丹田，借三焦之道，周流全身，以推动五脏六腑的功能活动。人体的强弱，生死存亡，全赖丹田元气之盛衰。所以养生家都非常重视保养丹田元气。

● 共用餐具、茶具、牙具小心传染肝炎

甲肝和戊肝是通过饮食传播的，如果与患者密切接触，共用餐具、茶杯、牙具等，或者吃了肝炎病毒污染的食品和水，就可能增加受传染的几率。因此在平时要做到饮水卫生，不吃不干净的食物，讲究餐具、茶具的消毒；不吃没有煮熟的海鲜等。进食水产品特别是毛蚶、蛤蜊等带壳水产品之前，应在85~90℃的高温中加热一段时间。另外，乙型肝炎是所有肝炎中危害最严重的，血源性传播是乙肝主要的传播途径。乙型肝炎和丙肝饮食传播的可能性很小，但使用公筷和分餐制还是有必要的。

● 长时间站立伤肾

《黄帝内经·素问》中提出："久立伤骨。"人若久立不动，其下肢静脉血液回流不畅，会引起腰痛、腿软、足麻等症。如果长久站立，很容易发生下肢静脉曲张或导致某些骨骼关节发育畸形。特别是老年人，气血运行本来已经减弱，若再久立不动，更容易伤肾损骨。

● 衣着过紧伤肾

随着时代的发展，人们的服饰也不断的更新换代。紧身牛仔裤作为一种永不过时的时尚，它可以拉长腿的线条比例，让人看起来更瘦更苗条，因此成为女性朋友们的宠爱之物。但长期穿着紧身牛仔裤，将对生长发育、身体健康造成危害，例如裤腰过紧，影响腹式呼吸；裤腿过短，勒紧阴部，血液循环不顺畅；裤腿太紧，血液回流受阻。因此，衣着还是要以舒适为主。

● 吃海鲜、喝啤酒伤肾

现在很多的年轻人都有吃夜宵的习惯，晚上约上三五知己，来几串烧烤、喝几瓶啤酒，痛快痛快，这似乎已成为年轻一代的一种潮流。殊不知，这样的生活习惯危害极大。吃大量的高蛋白饮食，如大鱼大肉等，会产生过多的尿酸和尿素氮等代谢废物，加重肾脏排泄负担。而大量饮酒容易导致高尿酸血症。这些习惯同时可引起高血脂等代谢疾病，引发肾脏疾病。因此，要想好好保护肾脏，饮食习惯还是需要十分重视的。

名医养生堂

常按双耳能强肾

肾是人体重要器官之一，"肾主藏精，开窍于耳"，耳是"肾"的外部表现，"耳坚者肾坚，耳薄不坚者肾脆"。所以，经常按摩耳朵，可以健肾壮腰，增强听觉，清脑醒神，养身延年。

摩擦耳朵的具体方法主要有以下几种：

● **提耳**：右手经头顶，以拇指和食指捏着左耳上耳郭，向上轻轻滑提20下。之后，再用左手滑提右耳上耳郭。两耳各做两组，每组20下。

● **揪耳**：双手胸前交叉，右手拇指和食指捏着左耳垂，左手拇指和食指捏着右耳垂，同时向下轻轻滑揪，重复20下。

● **鸣天鼓（掸耳）**：双手掌心捂住耳朵，拇指和小指固定头部，余下三指贴放在脑后，一起或分指交错叩击头后枕骨部，即脑户、风府、哑门穴处，耳中"咚咚"鸣响，如击鼓声。敲完后，捂耳的双手掌心迅速离开耳朵，重复20下。

● **摩全耳**：双手掌心摩擦发热后，向后按摩腹面（即耳正面），再向前反复按摩背面，反复按摩5~6次。此法可疏通经络，对肾脏及全身脏器均有保健作用。

● **摩耳轮**：双手握空拳，以拇指、食指沿耳轮上下来回推摩，直至耳轮充血发热。

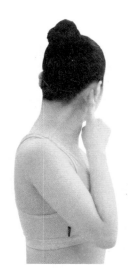

肾开窍于耳，经常按摩耳朵，可以健肾壮腰

测一测你的肝脏是否受损

- [ ] 1.无明显诱因而突然感到神疲力乏、精神倦怠、两膝酸软，注意力不容易集中。
- [ ] 2.下肢水肿明显。
- [ ] 3.食欲下降，有恶心感觉。
- [ ] 4.近期出现持续性低热，或并发恶寒。
- [ ] 5.酒量突然减少。
- [ ] 6.脸色晦暗失去光泽，皮肤黑斑增加。
- [ ] 7.四肢麻痹，口臭。
- [ ] 8.眼膜、皮肤发黄，或觉搔痒。
- [ ] 9.小便黄如浓茶色。
- [ ] 10.便秘，便色灰白。
- [ ] 11.右上腹部闷痛。
- [ ] 12.手掌表面，特别是大、小鱼际部分和指端掌面的皮肤充血性发红；全身皮肤尤其是前胸位置出现散发性的四周有红丝的红点，用一带尖的物体轻轻按压红点中心时，四周的红丝可消失，停止按压后红丝又复出。
- [ ] 13.右侧颈部静脉怒张或腹壁上青筋暴露明显。

出现以上情形尤其是有好几种症状同时出现，经过调养或休养后，症状依然没有消除，就要注意是否是肝脏出现毛病，及时进行身体检查。

测一测你的肾脏是否受损

- [ ] 1. 晨起眼睛水肿，慢慢发展至全身。
- [ ] 2. 体重增加。
- [ ] 3. 高血压急剧恶化，舒张压升高明显。
- [ ] 4. 有贫血症状出现。
- [ ] 5. 腰部酸痛或者钝痛。
- [ ] 6. 血尿、脓尿、尿频、尿急、少尿或无尿。
- [ ] 7. 排尿时疼痛或者绞痛、酸痛。
- [ ] 8. 尿味异常，比如新鲜尿液有臭味、特殊的苹果味、腐臭味、蒜臭味等。

出现以上情形尤其是有好几种症状同时出现，就要注意是否是肾脏出现毛病，及时就医。

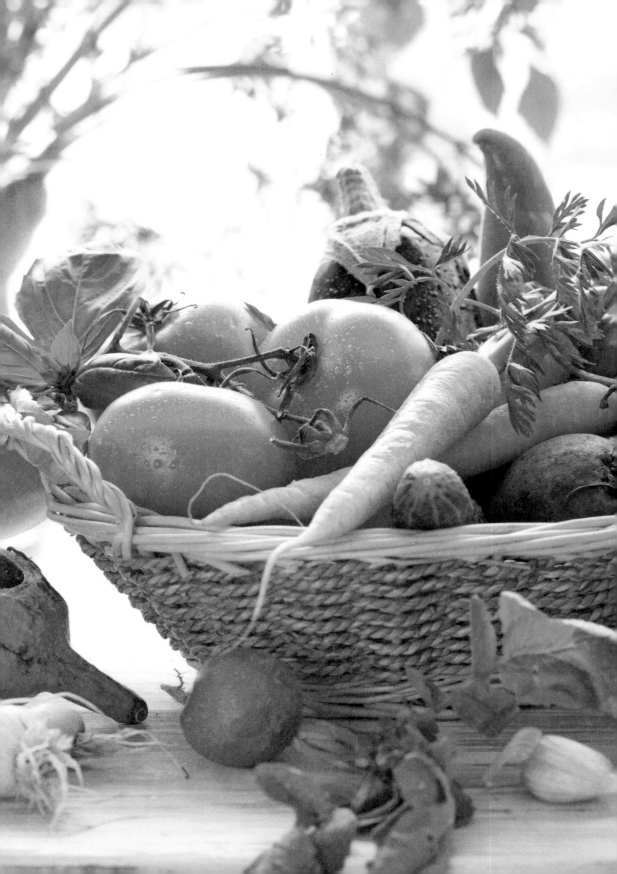

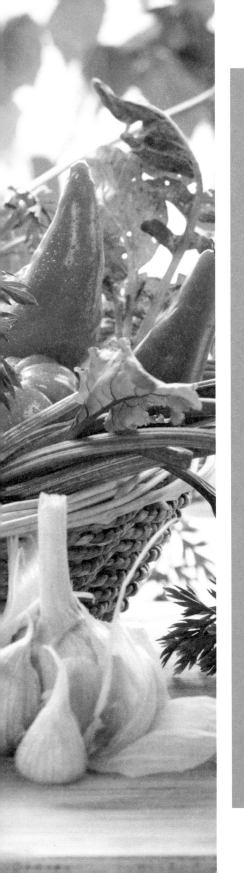

第一章

名医细说40种保肝益肾健康食材

保卫肝肾健康的五谷

绿豆 **益肝利水 消暑解毒**

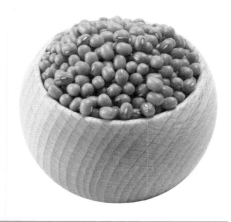

推荐用量： 每餐宜吃40克
绿色食材应季吃： 7~9月

对肝脏的好处	
绿豆中含有的卵磷脂是一种很强的乳化剂，可以将脂肪乳化为极细的颗粒，从而减少肝脏细胞被脂肪化，还可有效延缓甚至预防酒精性肝硬化的发生；绿豆还含有丰富的胰蛋白酶抑制剂，可以保护肝脏，又可减少蛋白分解。	

其他养生功效	
清热去火	绿豆性寒，有清热解毒、消暑、利尿的作用，绿豆汤更是预防中暑的佳品。
防治心脑血管疾病	绿豆中的多糖成分能增强血清蛋白酶的活性，使脂蛋白中甘油三酯水解达到降血脂的疗效，可以防治高血脂、冠心病、心绞痛等。
抑制病毒	绿豆对葡萄球菌以及某些病毒有抑制作用。
抗衰老	绿豆中含有鞣质等抗菌成分，有局部止血和促进创面修复的作用，绿豆含有的植物性成分，有抗衰老的功能。

满分食用方法

熬汤、浸泡后做豆浆，做糕点馅料。

健康小提示

➡ 煮绿豆忌用铁锅，因为豆皮中所含的单宁质遇铁后会发生化学反应，生成黑色的单宁铁，并使汤汁变为黑色，影响味道及人体的消化吸收。

➡ 绿豆不宜煮得过烂，以免使有机酸和维生素遭到破坏，降低清热解毒的功效。

➡ 绿豆必须煮熟，否则腥味强烈，食后易使人恶心、呕吐。

☺ 这样搭配最健康

绿豆 + 大米 = 促进食欲、补充维生素

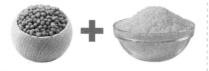

大米含淀粉、纤维素、蛋白质、多种维生素、矿物质；绿豆具清热解暑、利水消肿、润喉止渴等功效，两者搭配成粥，可增进食欲补充维生素。

绿豆 + 燕麦 = 控制血糖含量

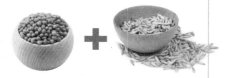

绿豆中含淀粉较多，易在人体内转化为血糖，使血糖含量升高；燕麦有抑制血糖值上升的作用。若两者搭配，既可补充必要的营养，又可有效控制血糖含量，是糖尿病患者的理想搭配。

☹ 这样搭配易生病

绿豆 + 猪肉 = 影响肠胃消化

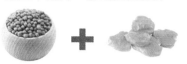

绿豆中含有的植物蛋白与猪肉中的动物蛋白同时食用，两者所需的消化胃液与时间不同，容易造成消化不良。

人群宜忌

宜
- 适宜食物中毒、煤气中毒、矿物中毒者，高血压、水肿、红眼病患者食用

忌
- 体质虚弱、寒凉，脾胃虚寒、泄泻者慎食
- 肾气不足、素体阳虚、腰痛的人不宜多吃
- 服药特别是服温补药时忌食绿豆食品，绿豆的解毒成分与某些温补药物成分结合，会降低药效

优选食谱推荐

南瓜绿豆粥

润肺　补气血

材料 绿豆200 克，南瓜250克，大米25克。

调料 白糖适量。

做法

1. 绿豆洗净，浸泡4个小时；南瓜洗净切块；大米洗净沥干。
2. 锅中加足量的水，大火烧开，放入大米、绿豆。
3. 10分钟后转小火放入南瓜炖煮20分钟至绿豆、南瓜熟烂，加白糖调味即可。

美味加分小妙招

将绿豆洗净，放入冰箱冷冻室内，冷冻4个小时，取出后再煮，这样绿豆会很容易酥烂。

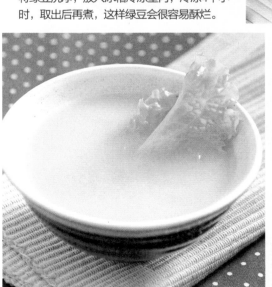

生菜绿豆豆浆

生津解渴　利水消肿

材料 生菜 20克、绿豆100克。

调料 蜂蜜少许。

做法

1. 提前将绿豆浸泡，将生菜叶洗净、切开，放入豆浆机内。
2. 加入黄豆，选择"果蔬豆浆"，开机搅拌。
3. 根据自己的口味添加适量的蜂蜜即可饮用。

美味加分小妙招

豆浆机搅拌后会自动加热煮熟；如果没有豆浆机的话也可用搅拌机打碎后，放入锅中煮开食用。

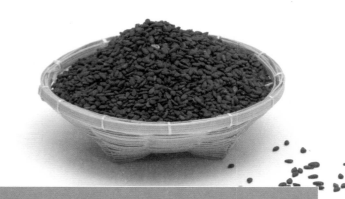

黑芝麻

补益肝肾
养血润燥

推荐用量： 每餐宜吃20克
绿色食材应季吃： 10月

对肝肾的好处	
黑芝麻含有大量蛋白质和维生素，具有补肝肾、益气力、填脑髓、润五脏、长肌肉的作用，可用于治疗肾虚，改善由肾虚导致的头发细软、脱发的现象，有利于头发的健康生长。	
其他养生功效	
增强体质	黑芝麻含有人体所需的铁元素和维生素E、大量的不饱和脂肪酸，对人体有增强体质的效果，是一味很重要的补品。
预防贫血	黑芝麻中含有的维生素E和铁等微量元素可以有效预防贫血、补益身体。
健脑益智	黑芝麻中含有丰富的镁，镁可以为脑细胞补充营养，防治记忆力减退。
美容养颜	芝麻中的维生素E，能促进人体对维生素A的利用，可与维生素C起协同作用，保护皮肤的健康，滋养维护皮肤中的胶原纤维和弹力纤维，从而保持皮肤的柔嫩、细致与光滑。

🔍 满分食用方法

➡ 用来榨油。把芝麻制成芝麻油，香气扑鼻，是一味重要的调味料，榨出的芝麻酱也是人们经常食用的一种食材。

➡ 将黑芝麻炒熟磨成粉，制成芝麻糊，是家庭食用中较常用的一种方法。

➡ 制作糕点，炒熟后作糕点的馅料，点心、烧饼的面料，凉拌菜品等。

🔍 健康小提示

➡ 整粒的黑芝麻对人体来说是不易消化的，应该碾成碎粒或榨成油，这样营养才能被人体全面吸收。

☹ 这样搭配易生病

黑芝麻 + 巧克力 = 影响钙的吸收

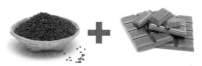

黑芝麻中富含钙，容易与巧克力中所含有的草酸形成不溶于水的草酸钙，影响钙的营养吸收。

☺ 这样搭配最健康

黑芝麻 + 葱 = 消除疲劳、集中注意力

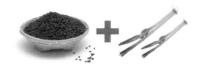

黑芝麻富含维生素B_1，葱富含蒜素，两者搭配食用，可消除疲劳、帮助注意力集中。

黑芝麻 + 核桃 = 消除疲劳、集中注意力

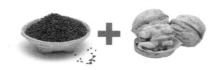

黑芝麻有养肤、乌发、补血、明目、补肝肾、润肠、养发等功效。核桃有健胃、乌发、补血、润肺、养神和补脑等功效；两者搭配食用养生的作用就更加明显。

人群宜忌

宜
- 女性产后乳汁不足者
- 肝肾不足所致的眩晕、眼花、视物不清、腰酸腿软、耳鸣耳聋、发枯发落、头发早白者
- 身体虚弱、贫血、高脂血症、高血压、糖尿病、习惯性便秘者

忌
- 患有慢性肠炎的病人不宜食用
- 腹泻腹痛症状者应忌食芝麻

优选食谱推荐

山药黑芝麻糊
补肾益肝　乌发美容

材料 山药30克，黑芝麻120克，大米60克。

做法
1. 将大米洗净备用；山药洗净去皮切块。
2. 将大米、黑芝麻、山药放入豆浆机，加适量水按功能键。
3. 倒出米糊即可。

美味加分小妙招
把山药洗净放到蒸锅里煮熟，捞出，等稍凉就拨下一层外皮，可免去山药去皮时皮肤刺痒的困扰。

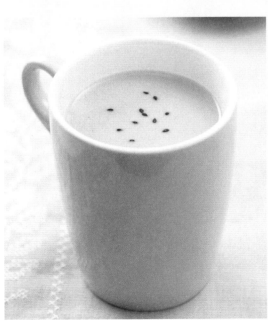

芝麻黑米豆浆
益肾聪脑　固齿强身

材料 黑豆40克，黑芝麻、黑米各30克，花生仁20克。
调料 白糖少许。

做法
1. 将黑豆提前浸泡8小时，取出备用；黑芝麻洗净，碾碎；花生仁洗干净；黑米用清水浸泡2小时。
2. 将泡好的黑豆、黑米先放入豆浆机，再放入黑芝麻、花生仁，按下功能键。
3. 豆浆做成后滤去残渣，加入白糖即可。

美味加分小妙招
打豆浆的时候，开始正常打，熟了后用果汁功能再打两遍，打出来的豆浆会非常细，可以不用滤渣。

43

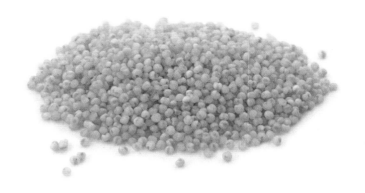

小米

和中健胃 益肾健脑

推荐用量： 每餐宜吃20克
绿色食材应季吃： 10月

对肝肾的好处	
中医认为"人食五谷而化精"，意思是说五谷都具有养精气的作用，小米乃五谷之首，补肾气的作用最强，是养生保健的佳品。	
其他养生功效	
补脾胃	小米入脾、胃、肾经，具有补养脾胃的作用，尤其是煮小米粥时，待到粥熟稍冷后，粥的表面浮有一层细腻的黏膜，这就是粥油，具有保护胃黏膜、健胃和脾的功效，最适合慢性胃炎胃溃疡患者食用。新米的补益效果优于陈米。
帮助睡眠	小米富含色氨酸，通过代谢，能够生成抑制中枢神经兴奋度，使人产生5-羟色胺。5-羟色胺具有镇静和诱发睡眠的作用。

🔍 满分食用方法

➡ 小米可用来煎汤、煮粥、蒸饭，用小米来熬粥吃米油是最健康的吃法。小米中的米油，滋补力非常好，相当于人参、熟地等名贵的药材滋补功效。

🔍 健康小提示

➡ 小米的蛋白质成分不是很完整，赖氨酸含量偏低，因此不能以小米当主食，需要搭配肉类和鱼类，才不会造成营养不足。

➡ 别用冷自来水煮小米。因为水中的氯气在煮的过程中会破坏维生素B$_1$，使营养素成分流失掉。另外，烹调小米时不要清洗太多次，以免外层营养成分流失。

☺ 这样搭配最健康

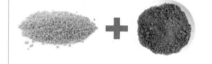

小米 + 红糖 = 补血益胃

小米可以补虚损，健脾胃，和补血的红糖搭配可以清除体内淤血，补血健胃。

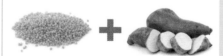

小米 + 红薯 = 美容养颜

小米中含有丰富的维生素E，红薯中含有丰富的维生素A，两者搭配食用会使营养更全面，并且能保养肌肤，美容养颜。

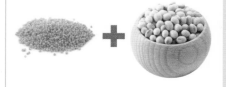

小米 + 黄豆 = 保健眼睛和皮肤

小米的类胡萝卜素在维生素A缺乏时，可转化成维生素A，与黄豆的异黄酮作用，可保健眼睛和皮肤。

😠 这样搭配易生病

小米 + 杏仁 = 消化不良

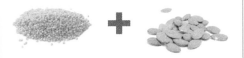

小米和杏仁一起食用会使人泄泻、呕吐、消化不良。

人群宜忌

宜
- 适合失眠、体虚者
- 适合高血压、高脂血症、糖尿病及动脉硬化者
- 脾胃虚弱、消化不良者宜食

忌
- 小米性稍偏凉，气滞者和体质偏虚寒的人最好别多吃

优选食谱推荐

红薯山药小米豆浆

健脾养胃　保持肌肤弹性

材料　黄豆30克，红薯丁、山药丁各15克，大米、小米各10克。

做法
1. 提前8小时将黄豆泡好，小米泡发；将山药和红薯去皮，洗净，切成小块。
2. 将所有食材一起放入豆浆机内。
3. 加水，开机搅拌、煮熟后即可饮用。

美味加分小妙招
此豆浆中如果能加入核桃仁、花生、枸杞之类的，营养就更全面了。

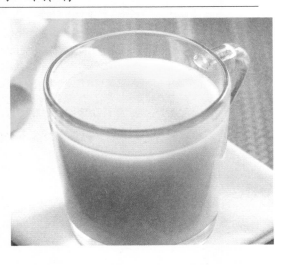

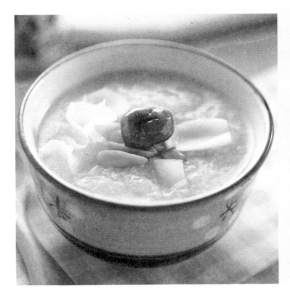

黄金玉米粥

镇静安眠　健胃除湿

材料　小米80克，玉米糁40克，百合10克，红枣5粒。

调料　白糖少许。

做法
1. 将小米、百合、红枣和玉米糁洗净，备用。
2. 锅内加适量水，放入小米、百合、红枣和玉米糁，开始煮粥。
3. 用大火煮沸后，转小火焖煮30分钟即可。

美味加分小妙招
煮粥期间不时用勺子搅拌一下，避免粘住锅底。

黑豆

补肾益智
乌发养颜

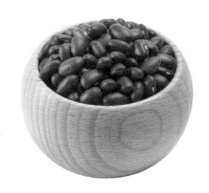

推荐用量： 每餐宜吃20克
绿色食材应季吃： 11月~次年3月

对肝肾的好处	
中医认为豆乃肾之谷，黑色属水，水走肾，黑豆能补肾。在中医，黑豆入药，黄豆不入药，凸显黑豆不同于黄豆的特殊补肾乌发保健的功能。	
其他养生功效	
降低胆固醇	黑豆中含有的植物固醇不被人体吸收利用，却有抑制人体吸收胆固醇、降低胆固醇在血液中含量的作用。因此，常食黑豆，能软化血管，降低人体胆固醇含量，对高脂血症、高血压以及肝脏和动脉等方面的疾病有好处。
防老抗衰 **乌发美容**	黑豆中含有的维生素E比肉类高5~7倍，是保持青春健美的重要物质；黑豆的皮中含有花青素，花青素是很好的抗氧化剂来源，能清除体内自由基，减少皮肤皱纹，保持青春健美。另外，黑豆含多量的泛酸，有乌发效果。
防止便秘	黑豆中粗纤维含量高达4%，常食黑豆可促进消化，防止便秘发生。
健脑益智	黑豆中约含2%的蛋黄素，能健脑益智、防止大脑因老化而迟钝；黑豆含有丰富的微量元素，能延缓脑机体衰老，保持身体功能完整。

满分食用方法
➡ 黑豆一般用来煮食，或者熬汤。

健康小提示
➡ 一次不可食用过量黑豆，以免引起上火烦躁。

☺ 这样搭配最健康

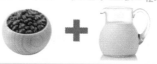

黑豆 + 牛奶 = 促进维生素B$_{12}$的吸收

黑豆中含有丰富的叶酸，可以促进牛奶中维生素B$_{12}$的消化吸收。

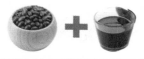

黑豆 + 醋 = 降压通便

黑豆含有丰富的膳食纤维，可以通便排毒，和醋一起食用可以降压消脂。

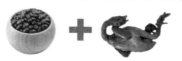

黑豆 + 乌鸡 = 补血乌发，养心安神

黑豆能够补肝益肾，补血活血，乌鸡能够滋阴养血，两者搭配食用具有乌发补血、强身健体的滋补功效。

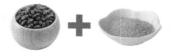

黑豆 + 谷类 = 增加营养

黑豆适合和各种谷类搭配煮粥，不仅味道鲜美，还能增加营养。

☹ 这样搭配易生病

黑豆 + 柿子 = 易形成结石

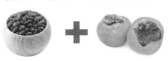

黑豆中含有的钙和柿子中的鞣酸相互结合，会生成不溶性结合物，长期一同食用易形成结石。

人群宜忌

宜
- ⊙ 非常适宜体虚患有脾虚水肿的患者食用
- ⊙ 腰膝酸软、白带过多的女性常食黑豆粥可调益身体

忌
- ⊙ 儿童不可常食黑豆
- ⊙ 肠胃功能紊乱的患者也应该慎食
- ⊙ 黑豆具有解毒作用，服中药者不宜食用

优选食谱推荐

黑豆豆浆

养心润肺　利尿消肿

材料 黑豆70克。

调料 白糖适量。

做法

1. 黑豆加水泡至发软，捞出洗净。
2. 将泡好的黑豆放入全自动豆浆机中，添适量清水搅打成豆浆，煮熟。
3. 将豆浆过滤好，加入适量白糖调匀即可饮用。

美味加分小妙招

黑豆分绿心豆和黄心豆，中医认为，绿心黑豆比黄心黑豆的营养价值要高。

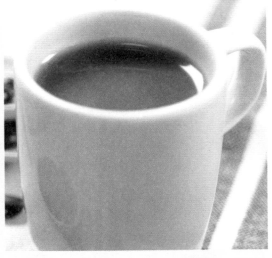

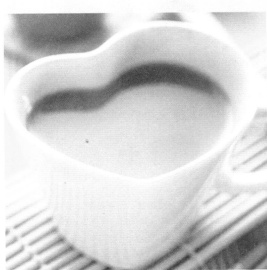

黑豆豆奶

补充营养　延缓衰老

材料 黑豆70克，鲜牛奶50毫升。

做法

1. 黑豆加水，泡至发软，捞出洗净。
2. 将黑豆放入豆浆机中，搅打成汁，加热煮熟。
3. 将煮熟的黑豆浆过滤，调入温热的鲜牛奶，搅拌均匀即可。

美味加分小妙招

黑豆用水浸泡时，会有轻微掉色，属于正常现象。

黑米

**滋阴补肾
益肝明目**

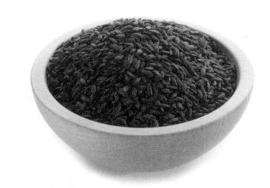

推荐用量： 每餐宜吃50克
绿色食材应季吃： 7~9月

对肝肾的好处	
中医认为"黑入肾，肾强则青春焕发，精力充沛"，民间则认为其具有滋补健身和药用功效。	
其他养生功效	
补充营养	黑米含有多种维生素和锌、钙、磷等人体必需的微量元素，有利于儿童骨骼和大脑的发育。
抗衰老	黑米皮层中含有花青素类色素，具有很强的抗衰老作用。
防治动脉硬化	黑米皮层中含有的花青类色素中含有黄酮类活性物质，其含量是白米的5倍之多，对于预防动脉硬化有很大的作用。

满分食用方法

➡ 黑米吃法很多，焖饭、熬粥都是不错的选择。但要与白米一起煮饭，以增加黏度，或与核桃仁、大枣、银耳、莲子等一同熬粥。

健康小提示

➡ 黑米的外部包裹着一层较坚韧的种皮，需浸泡后煮烂，才能将里面的营养成分释放出来，被人体吸收。另外，泡米的水要与米一同煮，可以保存其中的营养成分。

☺ 这样搭配最健康

黑米 + 南瓜 = 降低血糖

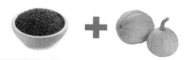

黑米和南瓜都具有降糖降压的作用，同食对糖尿病、高脂血症和高血压等症有很好的防治效果。

黑米 + 红枣 = 补血活血

黑米和红枣都含有丰富的铁质，同食可以活血补血，增强体质。

黑米 + 葵花籽 = 刺激食欲，促进成长

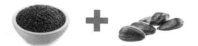

黑米中含有丰富的烟酸，有助于葵花籽中叶酸的吸收，可以刺激食欲，有助于儿童成长。

黑米 + 牛奶 = 益气养血

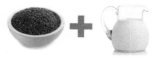

黑豆和牛奶都有补虚功效，两者搭配，有益气养血、生津润燥的功效，对气血两亏、脾胃虚弱者有益。

黑米 + 苹果 = 影响消化

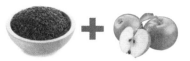

黑米中含有的磷和苹果中的果酸结合，会产生不易消化的物质，刺激肠胃。

人群宜忌

宜
- ○ 适合贫血、体质虚弱者食用
- ○ 适合少年白发、产后血虚、肾虚患者食用
- ○ 适合高血压、高脂血症、糖尿病患者食用

忌
- ○ 咳嗽、发热者不宜食用
- ○ 消化功能较弱、脾胃虚弱者不宜食用
- ○ 大病初愈者慎食

优选食谱推荐

山药黑米粥
健脾和胃　益智补脑

材料 山药50克，黑米100克，黑豆20克，核桃仁10克。

调料 盐适量。

做法
1. 黑米、黑豆分别洗净，用清水浸泡4小时；山药去皮，洗净，切成小块；核桃用温水泡开，切碎。
2. 注水入锅，大火烧开，倒入黑米、黑豆、山药、核桃仁同煮至熟，加盐调味即可。

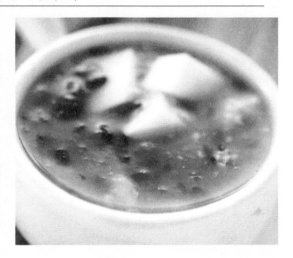

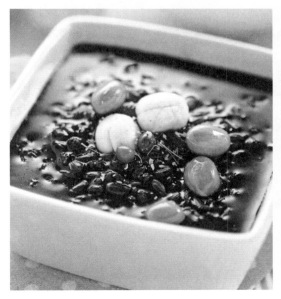

黑米桂花粥
益气补血　暖胃健脾　滋补肝肾

材料 黑米100克，红豆50克，莲子30克，花生30克，桂花20克。

调料 冰糖适量。

做法
1. 将黑米洗净，浸泡6小时；红豆、莲子、花生洗净，沥干备用。
2. 锅置火上，将黑米、红豆、莲子放入锅中，加适量水，大火煮沸后换小火煮1小时；加入花生，继续煮30分钟。
3. 最后加入桂花、冰糖，煮3分钟即可。

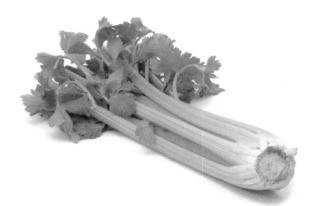

保卫肝肾健康的蔬菜

芹菜 平肝降压 解毒利尿

推荐用量： 每餐宜吃80克
绿色食材应季吃： 6~10月

对肝肾的好处	
中医认为，芹菜味辛微甘、性凉，有平肝清热、安神祛湿的功效。	
其他养生功效	
降压	芹菜含酸性的降压成分，对于原发性、妊娠性及更年期高血压均有效。另外，芹菜含有大量的钾，钾有降压的作用。
缓解便秘	芹菜的茎部富含多种维生素和矿物质及大量的粗纤维，对便秘可以起到不错的缓解作用。
利尿消肿	芹菜中含有利尿有效成分，可以消除体内水钠潴留，利尿消肿。

🔍 满分食用方法
➡ 芹菜可炒，可拌，可炝，可煲，或做配料，也可做馅心或者饮品。芹菜炒食时当热油快炒，否则易使芹菜变老，破坏其营养素。

🔍 健康小提示
➡ 芹菜叶富含丰富的胡萝卜素和维生素C等多种营养元素，芹菜叶子中蕴含丰富的叶红素，可以有效防止血黏稠。食用时不应丢弃。

☺ 这样搭配最健康

芹菜 + 豆腐干 = 平肝降压、清热解毒

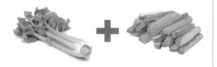

芹菜可安神镇静、润肠通便，与豆腐干搭配可平肝降压、清热解毒。

☹ 这样搭配易生病

莲藕 + 蜂蜜 = 容易腹泻

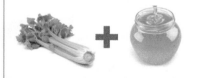

芹菜含有的膳食纤维能加快肠胃蠕动，与同样具有通便润肠作用的蜂蜜同时食用，容易引起腹泻。

人群宜忌	
宜	● 高血压、动脉硬化、糖尿病、缺铁性贫血患者宜食
忌	● 脾胃虚寒、血压偏低者忌食 ● 备孕期的男性不宜多吃芹菜，男性多吃芹菜会抑制睾丸酮的生成，减少精子数量

芹菜炒豆腐干

降血压　清肝火

材料 芹菜300克，豆腐干150克，辣椒10克。

调料 盐5克，鸡精 3克。

做法

1. 把芹菜摘去叶子，洗净，沥干，切小段，放在热水里焯一下；豆腐干，洗净，切细丝；辣椒洗净切丝。
2. 锅置火上放油，等油温七成热的时候放入辣椒，炒出香味以后加入芹菜和豆腐干。
3. 炒至芹菜快熟时加入盐和鸡精，快速翻炒一会即可。

美味加分小妙招

芹菜放水里焯的时候，水里要放一点油和盐，这样可以让蔬菜的颜色看起来更鲜亮，还可以提出芹菜的鲜香味。

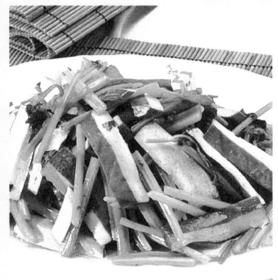
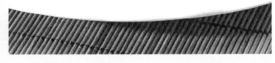

山药芹菜沙拉

排毒降压　清热去火

材料 山药、芹菜、木耳、甜椒各适量。

调料 沙拉酱适量。

做法

1. 山药洗净，削皮，切菱形片，焯水至断生。
2. 将切好的山药放入淡盐水中，以防变色。
3. 木耳洗净，焯水至熟；甜椒洗净切菱形片；芹菜洗净切段，焯水。
4. 将上述食材均摆入盘中，拌入沙拉酱即可。

美味加分小妙招

做此菜时动作一定要快，以保肉质鲜嫩。

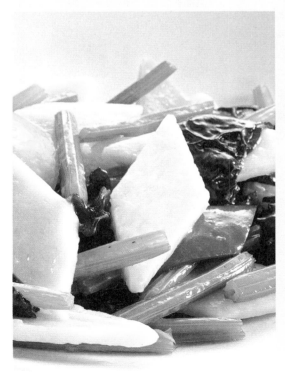

莲藕

协助肝脏运动 滋养肾脏

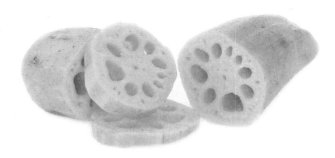

推荐用量： 每餐宜吃80~120克
绿色食材应季吃： 9~10月

对肝肾的好处	
莲藕中含有丰富的维生素B_{12}，这种维生素能预防贫血、协助肝脏的运动。另外，藕粉有补心益肾、滋肾养肝、补髓益血的功效。	
其他养生功效	
清热润燥	莲藕中有淀粉、蛋白质、天门冬素、维生素C以及氧化酶成分，生食莲藕，可以养阴清热、润燥止渴、清心安神、解烦止呕。同时还能利尿通便，帮助排泄体内的废物和毒素。
改善肠胃	莲藕中含有的丹宁具有消炎和收敛的作用，可以改善肠胃疲劳。它所含的黏蛋白可减轻肠胃负担。
强健胃粘膜	莲藕中所富含的维生素C可以与蛋白质一起促进骨胶原的生成，强健黏膜。

🔍 满分食用方法

➡ 粉藕淀粉含量较高，水分少，糯而不脆，适宜做汤或晒干磨粉煮粥。脆藕水分含量高，脆嫩、汁多，生食、凉拌或清炒最为合适。一般藕的顶端香甜脆嫩，焯后凉拌鲜食；第二、第三节稍老，是做汤的上好原料，还可以做炸藕夹；第四节之后的各节只适于炒食或作为藕粉的原料来使用。

🔍 健康小提示

➡ 莲藕的藕节因为纤维多较难咀嚼，许多人在调理时会将藕节丢弃，但藕节有清热凉血的功效，可以加工成食品，最适合在炎夏食用。

☺ 这样搭配最健康

莲藕 + 粳米 = 健脾开胃、止腹泻

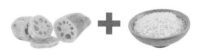

营养丰富的莲藕和粳米搭配食用，有健脾、开胃、止泻、益血等功效。

☹ 这样搭配易生病

莲藕 + 大豆 = 影响铁的吸收

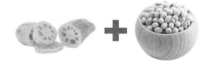

大豆中含有丰富的铁质，不能与含纤维素多的莲藕同食，因为纤维素会影响人体对铁的吸收。

莲藕 + 猪肝 = 影响营养吸收

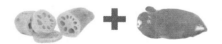

莲藕含有纤维素，纤维中的醛糖酸可与猪肝中的铁、铜、锌等微量元素形成混合物，降低人体对这些元素的吸收。

人群宜忌	
宜	◎ 吐血、高血压、肝病患者宜食 ◎ 发热、食欲不振、缺铁性贫血、肺炎、尿血者宜食
忌	◎ 体质虚寒者和十二指肠溃疡者不宜食用 ◎ 孕产妇不宜食用 ◎ 脾胃消化功能低下、大便溏泄者不要生吃

优选食谱推荐

糯米百合藕豆浆

润肺补气　滋阴活血

材料 糯米50克，黄豆60克，莲藕100克，干百合、银耳各10克。

做法

1. 将黄豆和糯米泡发；莲藕削皮，洗干净，切成碎片；干百合用水泡软，洗净，切成碎片。银耳泡发待用。
2. 将食材放入豆浆机，加入适量清水，按下相关功能键。
3. 豆浆做成后，滤去残渣，即可饮用。

美味加分小妙招

藕削去外皮以后应尽快烹制，避免藕丝因氧化而变黑。若不能及时烹调，可将藕放入加醋的清水中浸泡，保持莲藕本身的洁白色泽。

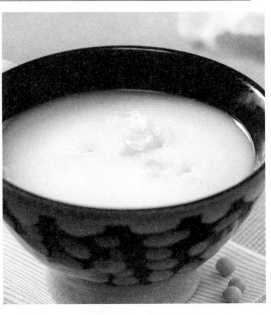

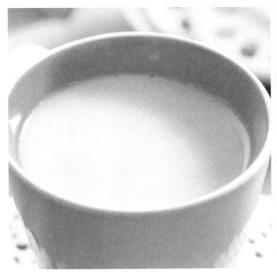

莲藕花生豆浆

滋补气血　补养肝肾

材料 黄豆、花生各50克，莲藕100克。

做法

1. 提前8小时将黄豆在水中浸泡。
2. 莲藕洗净，去皮，切成小块。花生用水洗净。
3. 将所有的食材一起放入豆浆机内，加水，开机搅拌，煮熟后即可饮用。

美味加分小妙招

用刀切莲藕，一般会变黑，可以选择用竹刀或者塑料刀。也可将莲藕切片后立刻放入开水中，半分钟后捞出再烹制，这样不宜变黑。

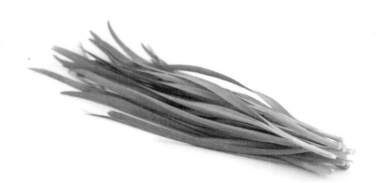

韭菜

补肾助阳 养肝益胃

推荐用量： 每餐宜吃50克
绿色食材应季吃： 4~5月

对肝肾的好处	
中医认为，韭菜性温，能温肾助阳、养肝健胃、行气理血。现代医学研究证明，韭菜含有性兴奋剂，能兴奋性器官，在药典上有"起阳草"之称。	
其他养生功效	
降血脂	韭菜中的含硫化合物具有降血脂及扩张血脉的作用，多吃可以防治心脑血管疾病和高血压。
帮助肠胃蠕动 保护肠胃	韭菜含有较多的膳食纤维，能促进肠胃蠕动，预防习惯性便秘和肠癌，这些纤维素还能将消化道中的毛发、金属等包裹起来，随粪便排出体外，因此韭菜又有"洗肠草"之称。

满分食用方法

➡ 韭菜适宜炒食、煮汤、凉拌、做成馅料，配荤菜、豆蛋合炒。

健康小提示

➡ 夏季的韭菜大多质地老化粗糙，不容易被人体吸收，而且夏季一般人的肠胃功能会降低，食用过多可能会引发腹胀等不适。所以，夏季不要过量食用韭菜。

☺ 这样搭配最健康

韭菜 + 葵花油 = 预防心脏病、癌症

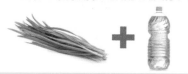

韭菜中的类胡萝卜素必须与葵花油中的维生素E及不饱和脂肪酸搭配，才能充分发挥对癌症、心脏病等症的预防作用。

韭菜 + 瘦肉 = 消除疲劳、养颜抗衰老

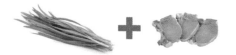

韭菜含有蒜素，与含有维生素B₁的瘦肉一起食用，有助于提高注意力，消除疲劳，还有养颜的效果。

☹ 这样搭配易生病

韭菜 + 醋 = 降低营养价值

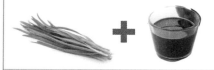

韭菜中含有的类胡萝卜素，搭配醋这种酸性调味料，会破坏胡萝卜素，造成营养价值流失。

韭菜 + 蜂蜜 = 腹泻

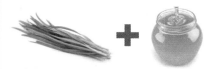

韭菜富含膳食纤维，蜂蜜则具有通便效果，两者一起食用，容易引发腹泻。

人群宜忌

宜
- ◎ 身体虚弱、手脚冰冷、下腹冷、腰酸者宜食

忌
- ◎ 体质燥热、口臭者少吃
- ◎ 有眼疾或者刚动过眼部手术的人不宜食用
- ◎ 阴虚火旺者不宜多食
- ◎ 胃肠虚弱的人不宜多食

优选食谱推荐

韭菜合子

益精补虚

材料 面粉300克，韭菜、瘦肉各100克，蛋清1个。

调料 盐3克，鸡精1克。

做法

1. 将面粉加适量清水和成面团，用湿布盖住，搁置几分钟，备用。
2. 韭菜择洗净，和瘦肉一起剁成泥，加入盐、鸡精、蛋清拌匀成馅。
3. 将面团分成小块，擀成面皮，每块面皮包住适量馅，放入平底锅中，烙至两面皆呈金黄色即可。

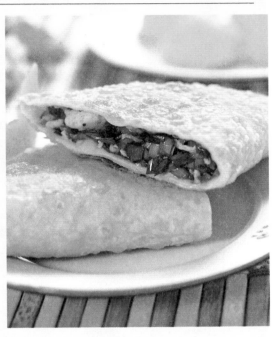

韭菜炒干丝

润肠通便　缓解便秘

材料 韭菜100克、干丝100克、白糖、酱油、麻油、盐适量。

做法

1. 韭菜洗净切段、干丝洗净切段。炒制干丝，加入适量水、盐、白糖，一点酱油。
2. 过一会儿放入韭菜炒匀，加少许麻油即可食用。

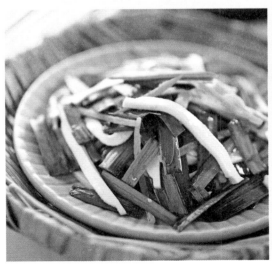

菠菜

滋阴平肝
清热润燥

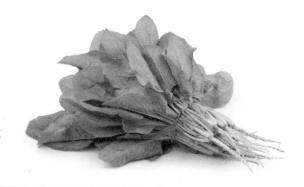

推荐用量： 每餐宜吃80~120克
绿色食材应季吃： 9~12月

对肝肾的好处	
中医认为菠菜性甘凉，有补血止血、利五脏、滋阴平肝、助消化、清理肠胃热毒的功效，对肝气不舒有辅助治疗效果。	
其他养生功效	
缓解疲劳	菠菜中含有丰富的镁，人体缺乏镁就会感到疲乏。镁在人体内的作用是将肌肉中的碳水化合物转化为可利用的能量，故菠菜可缓解疲劳。
补血止血	菠菜补血与其所含的丰富类胡萝卜素、铁元素有关，菠菜中还含有相当多的叶绿素，尤其是维生素K，能用于鼻出血的辅助治疗。
养护皮肤	菠菜提取物具有促进培养细胞增殖的作用，能增强青春活力；用菠菜捣烂取汁，每周洗脸数次，连续使用一段时间，可清洁皮肤毛孔，减少皱纹及色素斑。
保护视力、促进生长发育	菠菜中所含的胡萝卜素，在人体内转变成维生素A，能维护正常视力，还能促进儿童生长发育。

🔍 **满分食用方法**

➡ 菠菜适宜炒食、煮汤、凉拌，可配荤菜合炒或垫盘用。

🔍 **健康小提示**

➡ 菠菜中钙的含量比磷的含量高出一倍左右，所以与其他食材搭配时，应注意选择磷含量较多的食物，以求达到体内所摄取钙与磷的平衡。

☺ **这样搭配最健康**

菠菜 + 蒜 = 消除疲劳

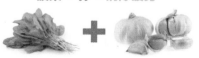

菠菜中含有维生素B1，与含有蒜素的蒜搭配食用，能消除疲劳，有助于集中注意力，还有护肤效果。

菠菜 + 海带 = 有益骨骼和牙齿

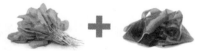

菠菜与海带中都含有磷和钙，搭配食能帮助人体维持钙和磷的平衡，对骨骼和牙齿很有帮助。

菠菜 + 蛋 = 维持钙与磷的平衡

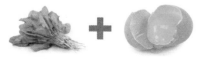

菠菜中的钙含量高于磷，搭配磷含量高于钙的蛋，能帮助人体达到钙与磷的摄取平衡。

菠菜 + 干香菇 = 防老抗衰

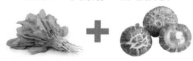

菠菜中含有的维生素A，与富含维生素D的干香菇同食，可加强对维生素A的吸收，有保护眼睛、防癌抗老的功效。

☹ 这样搭配易生病

菠菜 + 核桃 = 容易引发结石	菠菜 + 奶酪 = 影响钙吸收
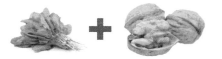	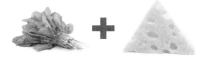
菠菜和核桃都是草酸盐含量较高的食物，同时大量食用，会影响钙、铁的摄取，甚至引发结石症状，或加重结石病变。	菠菜中含有的草酸盐，与奶酪中的钙结合会形成草酸钙，会阻碍人体吸收钙，长期食用容易引起抽筋或者骨质会松。

人群宜忌

宜	忌
➡ 适宜贫血、坏血病、高血压、便秘、糖尿病患者食用	➡ 不适合结石的人，尤其不适合尿道结石患者吃 ➡ 容易排软便或腹泻体质的人不适合多吃 ➡ 患肠胃功能性疾病、肾脏功能不佳的人要少吃

优选食谱推荐

菠菜拌腐竹
健脾养胃　滋阴平肝

材料 菠菜200 克、腐竹150 克。

调料 花椒粒、鸡精、盐、姜末、植物油各适量。

做法

1. 菠菜择洗干净，下入沸水锅内烫一下，捞出过凉，沥干，切段；腐竹用温水泡发，捞出挤干水分，切段。
2. 将菠菜与腐竹一起装盘。
3. 将花椒粒放入热油锅内炸香，捞出花椒粒。将花椒油和盐、味精撒在菠菜段和腐竹段上，拌匀，撒上姜末即可。

美味加分小妙招

菠菜烹调时会释放出丰富的维生素和矿物质，因此煮食菠菜时要避免加入过多的水分，以免营养流失。

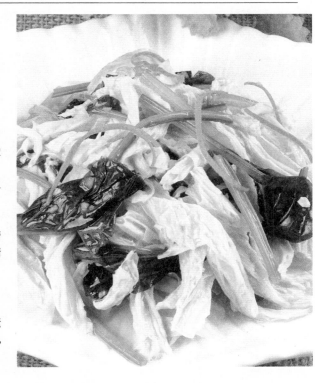

香菇

补肝肾
防衰老

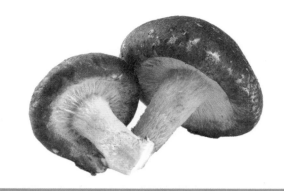

推荐用量： 每餐宜吃40克
绿色食材应季吃： 1~2月

对肝肾的好处	
中医认为，香菇性平味甘，无毒，入肝、胃经，具有补肝肾、益气血、健脾胃、益智安神的作用。	
其他养生功效	
降血脂	香菇中的香菇素和核酸类物质可以促进胆固醇的溶解，有助于抑制血清胆固醇上升，降低血液中血脂的含量。
抗癌	香菇中的多糖、双链核糖酸等成分，具有抗病毒、抗肿瘤等功能，对人体具有抗癌作用。
延缓衰老	香菇对人体内的过氧化氢有一定的消除作用，可以提高人体的免疫机能，延缓衰老。

满分食用方法

➡ 香菇可荤可素，食用方法多样，可以与各种荤素菜混合烹调，冷拼凉拌，也可红烧、煎炒、烧汤、熬炖、炸酱、做馅等。

健康小提示

➡ 特别大朵的新鲜香菇最好不要食用，很可能被施用激素催肥，如果经常过量食用，会有害人体健康。

☺ 这样搭配最健康

香菇 + 豆腐 = 健脾开胃、降脂减肥

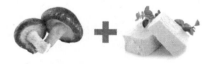

香菇和豆腐都具有降脂减肥的功效，同食可以增进食欲、健胃消食、降低血脂血压。

香菇 + 西芹 = 保护视力、抗衰老

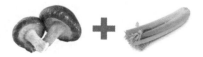

富含维生素D的干香菇与富含类胡萝卜素的西芹同时食用，可保护视力、抗衰老。

☹ 这样搭配易生病

香菇 + 番茄 = 降低营养价值

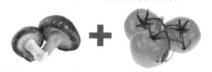

香菇中含有甾醇，与含有类胡萝卜素的番茄同食，会破坏番茄所含的类胡萝卜素，使营养价值降低。

香菇 + 酒 = 降低维生素D的吸收

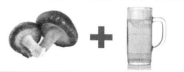

富含维生素D的香菇和酒一起食用，酒精会降低人体对维生素D的吸收率。

人群宜忌

宜	● 适合免疫力低下、贫血者食用 ● 高脂血症、高血压、糖尿病、心血管疾病患者，癌症、肾病患者宜食	**忌**	● 痛风患者和尿酸高的人要少吃 ● 产妇刚分娩完不久不适合食用 ● 不适合肾病患者食用

优选食谱推荐

山药烩香菇

健脾开胃　滋阴壮阳

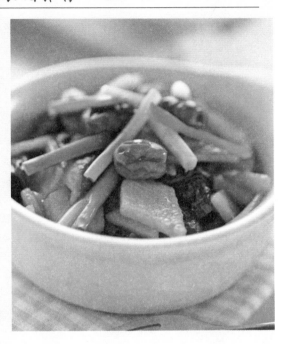

材料 山药300克，新鲜香菇、胡萝卜各100克。

调料 油10克，酱油、胡椒粉、盐各适量。

做法

1. 香菇洗净，切薄片；胡萝卜洗净，去皮，切成薄片；葱洗净，切段；山药洗净、去皮，切成薄片。
2. 锅置火上，倒入油烧热，爆香葱段，放入山药、香菇及胡萝卜炒匀，加入酱油，用中火焖煮10分钟至山药熟软，再加入盐和胡椒粉调匀，即可盛出。

美味加分小妙招

山药切片后需立即泡入盐水中，以防止氧化变黑。

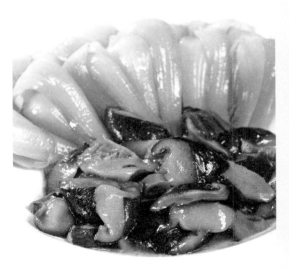

香菇油菜

补肝肾　健脾胃　益智安神

材料 香菇250克、油菜300克，葱、姜、蒜，盐、酱油适量。

做法

1. 油菜下水稍微煮一下，盛起摆盘。下葱、姜、蒜末炒香。
2. 放入香菇煸炒，加盐、酱油适量，最后倒在摆好的油菜上即可。

美味加分小妙招

用干香菇进行烹调前，最好先用热水将干香菇适度泡发，才能将其中所含的核糖核酸催化而释出鲜味物质，但是不能浸泡太久，以免香菇的鲜味物质流失。

第一章　名医细说40种保肝益肾健康食材

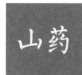

山药

养肾气 补脾胃

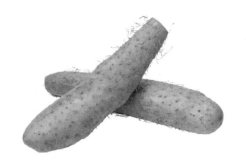

推荐用量：每餐宜吃50克
绿色食材应季吃：12~1月

对肝肾的好处	
山药味甘、性平，入肺、脾、肾经；含有多种营养素，有强身健体、健脾益肺、补肾益精、养阴生津的作用。	
其他养生功效	
健脾益气助消化	山药中含有淀粉酶、多酚氧化酶等物质，有利于脾胃消化吸收，是一味平补脾胃的药食两用健康食材。
降低血糖	新鲜山药中含有多糖蛋白成分的黏液质、消化酵素等，有降低血糖、预防心血管脂肪沉积的作用，可用于治疗糖尿病、心脑血管疾病。
益肺止咳	山药含有皂甙、黏液质，有润滑，滋润的作用，可益肺气，养肺阴，治疗肺虚痰嗽久咳之症。
延年益寿	山药含有大量的黏液蛋白、维生素及微量元素，能益志安神、延年益寿。

満分食用方法

➡ 山药可鲜炒，或晒干煎汤、煮粥，山药含有淀粉酶，煮或蒸的烹调方式最健康。

健康小提示

➡ 烹调山药的时间不要过长，久煮容易使山药中所含的淀粉酶遭到破坏，降低其健脾胃、帮助消化的功能，还可能同时破坏了其他不耐热或不耐久煮的营养成分，造成营养素的流失。

☺ 这样搭配最健康

山药 + 猪肉 = 消除疲劳

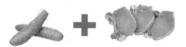

山药含有维生素C，与含有蛋白质的猪肉同食，可促进胶原蛋白合成，肌肤光泽，消除疲劳。

山药 + 鲍鱼 = 加强人体对钙的吸收

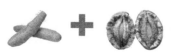

山药含有维生素K，搭配含有钙的鲍鱼一起吃，可强化人体对钙的吸收，增强凝血功能，有助于骨骼生长。

☹ 这样搭配易生病

山药 + 胡萝卜 = 破坏维生素C

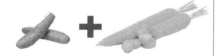

胡萝卜含有一种维生素C分解酶，会破坏山药中的维生素C，降低营养价值。

山药 + 菠萝 = 有碍肠胃健康

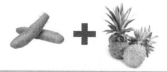

菠萝中的酸性物质会破坏山药中的淀粉酶，使得淀粉分解速度变慢，长时间滞留胃中，容易腐败或发酵，不利于健康。

人群宜忌

宜
- 肾亏遗精、妇女白带多、小便频数者宜食
- 体质虚弱、乏力、肺虚久咳、痰多喘咳、腰膝酸软、糖尿病、食欲不振、久泻久痢之人宜食

忌
- 燥热体质者要少吃
- 肠胃容易胀气者吃的时候不要过量
- 严重便秘者尽量少吃

优选食谱推荐

山药小米粥

健脾益胃　补虚劳

材料 新鲜山药80克，小米50克，红枣3克。

调料 冰糖适量。

做法

1. 新鲜山药80克削皮洗净，切小块；将小米淘洗干净沥干；红枣洗净。
2. 锅置火上，加适量清水，放入淘好的小米，大火煮开后转小火慢熬约15分钟左右，将备用的山药和红枣放到小米粥中，约煮到山药熟透，加入冰糖即可食用。

美味加分小妙招
清洗小米时切记不要用力淘洗；山药待到要放时再切，早切易氧化变色。

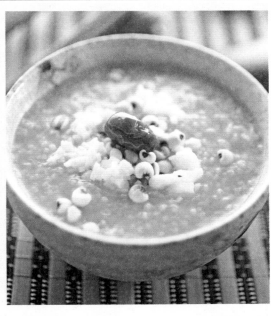

山药豆浆

补益肾精　滋养气血

材料 黄豆100克，山药50克。

调料 白糖适量。

做法

1. 黄豆洗净，提前8小时放入清水中浸泡；山药去皮洗净，切成小块。
2. 将所有的食材一起放入豆浆机内，加水，开机搅拌，然后倒入锅中煮熟，再加入白糖调味即可。

美味加分小妙招
煮豆浆时要用勺子不停地搅动锅底，以免煮糊了，影响口感。

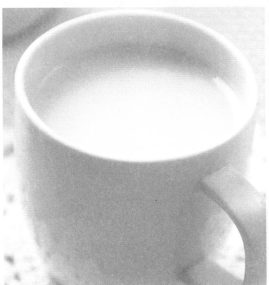

番茄

消食开胃
保肝护肝

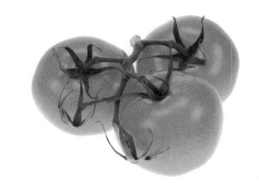

推荐用量： 每餐宜吃100～150克
绿色食材应季吃： 6~10月

对肝肾的好处	
番茄中含有丰富的果糖、葡萄糖、维生素、矿物质、烟酸等营养成分，对肝脏、心脏等器官都具有营养保健功效。尤其是大量的纤维素，有利于体内各种毒素排出，可以减轻肝脏排毒代谢的负担。	
其他养生功效	
防癌抗癌	番茄中的番茄红素可有效清除人体内的自由基，预防和修复细胞损伤，从而降低癌症的发生率。
清热去火	番茄有生津止渴、健胃消食、清热解毒功效，对热性病口渴、过食油腻厚味所致的消化不良、中暑、胃热口苦、虚火上炎等病症有治疗效果。
减肥瘦身	番茄热量低，富含膳食纤维素，另外番茄中的茄红素可以降低人体热量的摄入，减少脂肪积聚。
祛斑美容	番茄中含有丰富的谷胱甘肽，可抑制黑色素，从而使沉着的色素减退或消失。另外，番茄含有胡萝卜素和番茄红素，有助于展平皱纹，使皮肤细嫩光滑。
降压降脂	番茄中含有丰富的维生素A、维生素C、柠檬酸及苹果酸，研究表明，常饮番茄汁可使高血压下降，降低血脂。

🔍 满分食用方法

➡ 番茄可以生吃，但是炒过的番茄，更能释放完整的番茄红素。

🔍 健康小提示

➡ 番茄不宜空腹吃，番茄中含有大量可溶性收敛剂等成分，与胃酸发生反应，凝结成不溶解的块状物，容易引起胃肠胀满、疼痛等不适症状；不要食用未成熟的青番茄，其中所含的"龙葵素"会造成恶心、无力的中毒现象。

☹ 这样搭配易生病

番茄 + 土豆 = 食欲不振、消化不良

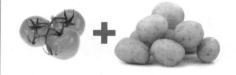

土豆和番茄同食会产生沉淀，从而导致食欲不佳、消化不良。

☺ 这样搭配最健康

番茄 + 鸡蛋 = 丰富营养

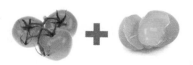

番茄与鸡蛋一起食用，营养丰富，也是日常生活中最常见的搭配。

番茄 + 鱼肉 = 影响营养吸收

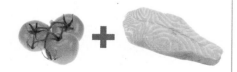

番茄的维生素C会对鱼肉中的铜元素的析放量产生抑制作用。

人群宜忌		
宜	● 不思饮食者，高血压、肾脏病、心脏病、肝炎、眼底出血者宜吃 ● 缺乏维生素C者，糖尿病、牙龈出血者宜吃 ● 癌症、肥胖者宜吃	**忌**　● 胃寒者、处于生理期的女性忌吃或者少吃

优选食谱推荐

番茄炒菜花
防癌抗衰　平肝降脂

材料 番茄200克、菜花300克。

调料 葱、蒜、盐、糖适量。

做法

1. 菜花洗净切块，番茄洗净切块，葱、蒜切末。
2. 葱、蒜爆香，下菜花略炒，再下番茄块翻炒至熟，加盐和糖即可。

美味加分小妙招

菜花切小朵更容易入味，最后汤汁收稠时，菜花挂满番茄汁，色泽也更好看。

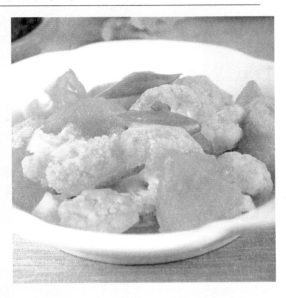

番茄黄瓜沙拉
开胃益脾　祛斑美白

材料 番茄200克、黄瓜100克、洋葱50克。

调料 沙拉酱适量。

做法

1. 番茄、黄瓜洗净切块，洋葱洗净切块。
2. 放入容器中，加入适量沙拉酱，拌匀即可。

美味加分小妙招

做的时候最好在番茄蒂的部分切掉后，从这个地方开洞，挖掉番茄内的籽，以免沙拉拌好后汁水过多，酱包裹不上，影响口感。

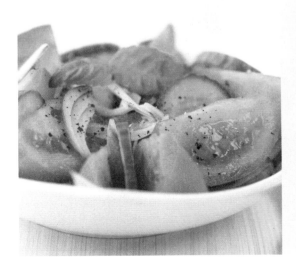

胡萝卜

壮阳补肾 平肝明目

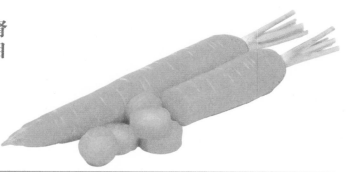

推荐用量： 每餐宜吃50克
绿色食材应季吃： 1～2月

对肝肾的好处	
胡萝卜富含胡萝卜素，有清热解毒、壮阳补肾、透疹、降气止咳等功效。	
其他养生功效	
抗癌	胡萝卜含有丰富的胡萝卜素，是强力抗氧化剂，可防止细胞遭受破坏，可抗癌。
预防动脉硬化	胡萝卜含有丰富的膳食纤维，有助于降低血液中的胆固醇含量，促进体内毒素的排出，还能抑制脂肪的吸收，避免过度肥胖所引发的动脉硬化。
补肝明目	胡萝卜含有的类胡萝卜素，在体内能转变成维生素A，可补肝明目延缓皮肤和眼睛的老化。

🔍 满分食用方法

➲ 胡萝卜中的维生素A是脂溶性维生素，做胡萝卜菜时一定要多放些油，最好同肉类一起烧，会更利于胡萝卜素的消化吸收。

🔍 健康小提示

➲ 烹调胡萝卜时不要加醋，以免胡萝卜素损失。

☺ 这样搭配最健康

胡萝卜 + 肉 = 促进胡萝卜素的吸收

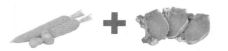

胡萝卜中含有胡萝卜素，是一种脂溶性维生素，和肉同食可以促使它转化为维生素A被吸收，提高营养。

胡萝卜 + 苹果 = 增加抵抗力

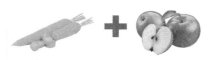

苹果和胡萝卜一起吃，有助于抑制细胞氧化，可保健皮肤，增强抵抗力。

☹ 这样搭配易生病

胡萝卜 + 白萝卜 = 破坏维生素C

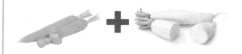

胡萝卜含有一种维生素分解酶，容易破坏白萝卜中的维生素C，降低两种食材本有的营养价值。

胡萝卜 + 酒 = 易致肝病

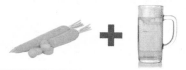

胡萝卜与酒同食，会产生促氧化物，严重影响人体的肝脏代谢功能，导致肝病。

人群宜忌

宜
- 适合营养不良、夜盲症者食用
- 适合高脂血症、高血压、糖尿病、心血管疾病患者
- 适合皮肤粗糙者

忌
- 脾胃虚寒者应慎食或少食

优选食谱推荐

胡萝卜米糊
清肝明目　促进消化

材料 胡萝卜30克，大米25克。

做法
1. 将大米洗净备用；胡萝卜洗净切丁备用。
2. 将上述食材放入豆浆机，加水按选择键。
3. 倒出米糊即可，也可用白糖、蜂蜜调味。

美味加分小妙招
如果做出的米糊过于黏稠，可适当的加少许开水。

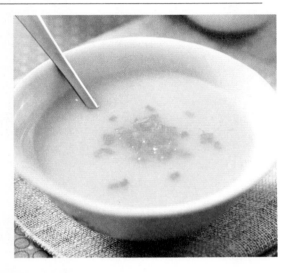

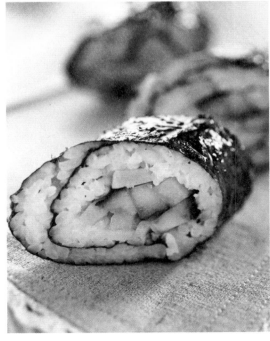

寿司卷
明目　增强抵抗力

材料 熟米饭100克，寿司紫菜一张，黄瓜、胡萝卜各半根，香肠50克，鸡蛋1个。

调料 沙拉酱、寿司醋各适量。

做法
1. 米饭加寿司醋拌匀；黄瓜、胡萝卜洗净，去皮去掉头和尾部，切成长条；香肠切丝；鸡蛋摊成蛋皮切丝。
2. 在寿司帘上放上寿司紫菜，将米饭铺平，不要压饭粒，保持饭粒完整松软，四周稍微留一点边。
3. 摆上黄瓜条、胡萝卜条、鸡蛋皮、香肠，然后卷成寿司卷，用手紧握1分钟后打开，刀上沾水将寿司卷切开即可。

美味加分小妙招
寿司醋在米饭凉至60℃左右拌入，因为热的饭在拌醋的时候才能入味。

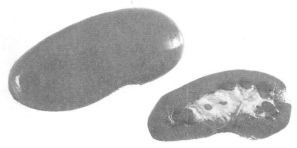

保卫肝肾健康的肉类

猪腰　健肾补腰 和肾理气

推荐用量： 每餐宜吃70克

对肝肾的好处	
猪腰含有丰富的蛋白质、脂肪、碳水化合物、多种维生素及某些微量元素，具有补肾益精作用，既滋补又可强壮身体。	
其他养生功效	
增强体力	猪腰含有的蛋白质、脂肪、碳水化合物、钙、磷、铁和维生素等多种营养物质，经常食用能增强体力。

🔍 满分食用方法

➜ 猪腰的食用方法多样，炒、爆、炸、炝、拌均可。

➜ 炒腰花时加上葱段、姜片和青椒，味道鲜美。

➜ 烹调猪腰时最好使用鲜猪腰，如果选用冷冻后的猪腰，由于组织结构的变化，会使猪腰组织疏松，影响成菜的效果。

🔍 健康小提示

➜ 猪腰胆固醇含量较高，还含有重金属镉，不宜常食和多食。

😊 这样搭配最健康

猪腰 + 竹笋 = 滋补肾脏和利尿

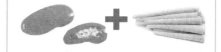

竹笋有利水解酒、健胃消食等功效，与猪腰搭配食用，有滋补肾脏和利尿的功效。

猪腰 + 黑木耳 = 改善肾虚、腰酸背痛

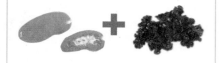

黑木耳含有丰富的蛋白质、铁、钙、维生素及多种人体必需的氨基酸，具有活血止血的功效，和猪腰同时食用，对久病体虚、肾虚、腰酸背痛等患者有明显的辅助治疗作用。

😞 这样搭配易生病

猪腰 + 黄豆 = 消化不良

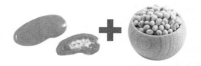

猪腰和黄豆都属于高蛋白食物，两者同食，会导致人体消化不良。

人群宜忌		
宜	◉ 适宜肾虚腰痛、水肿、腰酸腰痛、遗精、盗汗者食用 ◉ 适宜老年人肾虚耳聋、耳鸣者食用	**忌**　◉ 高脂血症、高血压、动脉硬化、冠心病者忌食

优选食谱推荐

荠菜猪腰汤
清热凉血　补肾壮阳

材料　猪腰200克，荠菜300克，生地10克。

调料　盐5克，鸡精3克，料酒适量。

做法

1. 猪腰处理干净，切成片，用盐、料酒稍腌；荠菜洗净，切段；生地洗净。
2. 锅中下入高汤煮沸，下入生地，小火煎煮10分钟，再放入荠菜、腰片，煮熟后加盐、鸡精调味即可。

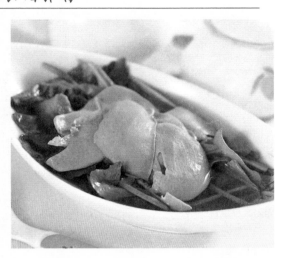

韭黄拌腰丝
温补肝肾　助阳固精

材料　猪腰250克，韭黄150克。

调料　辣椒油5克，酱油5克，香油5克，盐2克，味精1克。

做法

1. 将猪腰洗净，切成两半，去尽腰臊，切成寸长的丝，然后放入沸水锅中焯熟沥干。
2. 韭菜择洗干净，切成寸段，放入开水锅中焯一下，捞出。
3. 将腰丝、韭菜、辣椒油、酱油、盐、香油、味精一起放入碗中拌匀即可。

美味加分小妙招

猪腰之所以有腥味，是因为猪腰内的白筋所造成的，所以剖开猪腰后，要仔细把白筋剔除干净，再放入水中，用力将血水挤出即可。

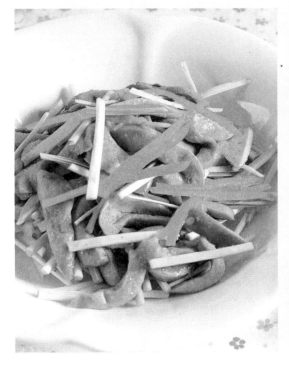

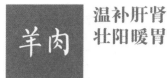

羊肉

温补肝肾
壮阳暖胃

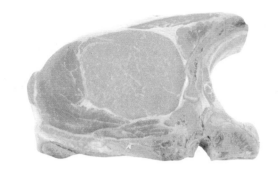

推荐用量：每餐宜吃50克

对肝肾的好处	
羊肉性温，入脾、胃、肾、心经。含丰富的蛋白质、脂肪、磷、铁、钙、维生素B$_1$、维生素B$_2$和烟酸等成分，是温补肝肾、助元阳、益精血的理想食材之一。	
其他养生功效	
补虚祛寒，温补气血	羊肉性温，冬季常吃羊肉能御风寒，增加人体热量；羊肉营养丰富，又可滋补身体；羊肉中铁、磷等物质含量比其他肉类多，可温补气血，适合于各类贫血者食用。
温补脾胃	羊肉能增加消化酶，保护胃壁，修复胃粘膜，增加消化酶的分泌，帮助消化。
提高抗病能力	羊肉中蛋白质和维生素的含量很高，且它比牛肉和猪肉中所含的脂肪和胆固醇含量都少，因此，多食羊肉对于人体对疾病的抵抗能力有优秀的提高效用。

🔍 满分食用方法

➡ 羊肉蒸、煮、烧、炒、烤……都可以烹调出美味佳肴。

➡ 烧羊肉时，可加入胡萝卜，姜、葱、醋、酒等，也可放上几粒绿豆，或与胡萝卜同煮，膻味即可减轻。

🔍 健康小提示

➡ 食用羊肉时不宜蘸食醋。许多人吃羊肉时喜欢将食醋作为调味品，其实是不合理的。羊肉性热而食醋性温，若两物相配，易生火动血。

☺ 这样搭配最健康

羊肉 + 白萝卜 = 清热解毒、滋补去火

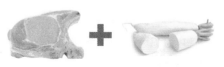

羊肉属于温热食物，常吃很容易上火，白萝卜性凉甘平，两者合用能营养互补，起到清凉、解毒、滋补、祛火的作用，还可除羊肉膻味。

☹ 这样搭配易生病

羊肉 + 金针菇 = 影响消化

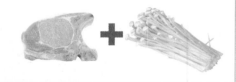

金针菇与羊肉都含有蛋白质，两种食材中的蛋白质一起食用，会影响人体消化能力和健康。

羊肉 + 蒜 = 体内燥热

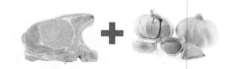

蒜和羊肉都属于温热的食材，搭配食用会使身体燥热。若夏季一起食用，易上火。

人群宜忌

宜
○ 适宜风寒咳嗽、虚寒哮喘、小腹冷痛、肾亏、腰膝酸软、面黄肌瘦、病后体虚等一切虚状者食用

忌
➡ 发热、牙痛、口舌生疮、咳吐黄痰、疟疾等热性病患者忌食
➡ 肝病、高血压、急性肠炎和其他感染病的人忌食
➡ 感冒、水肿的人应忌食
➡ 正在服用含有半夏、石菖蒲等中药者忌吃羊肉

优选食谱推荐

山药羊肉汤

补肺　补肾　补脾

材料 羊肉500克，山药450克，胡萝卜40克，生姜片10克，葱白段15克。

调料 盐、料酒、胡椒粉各3克。

做法

1. 将羊肉洗净切成小块；胡萝卜、山药洗净去皮切滚刀块。
2. 将羊肉入冷水锅中，焯水后捞出。
2. 砂锅置火上加入开水，下入羊肉和葱段、姜片、料酒，大火烧开后小火煲1小时；加入山药、胡萝卜和适量盐，继续煲20分钟；最后撒上少许胡椒粉即可。

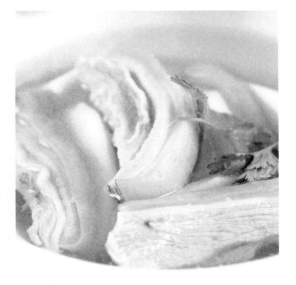

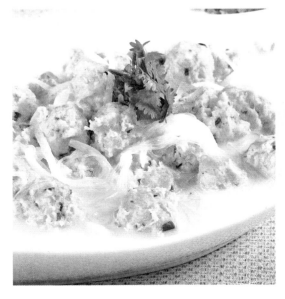

生汆羊肉丸子

强腰固肾　补气益虚

材料 羊前腿肉1000克，生姜100克，葱、香菜少许，鸡蛋一个。

调料 盐10克。

做法

1. 羊肉洗净剁馅。
2. 生姜洗净切碎，加入肉中，磕入一个鸡蛋，加入适量盐。
3. 水烧开，用小汤勺沿着碗边挖成小肉团，扔到开水中，小火微沸，7~10分钟，撒入香菜末和大葱末即可。

乌鸡

补肝滋血
益肾添精

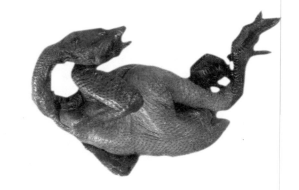

推荐用量： 每餐宜吃150克

对肝肾的好处
乌鸡中含有丰富的蛋白质、维生素、赖氨酸、蛋氨酸、组氨酸和微量元素，营养丰富，具有很高的滋补药用价值。特别是乌鸡富含极高滋补药用价值的黑色素，具有滋阴补血、补肝益肾、滋阴添精的功效。

其他养生功效	
滋补	乌鸡含有丰富的蛋白质，其蛋白质含量比鸭肉、鹅肉多；乌鸡还含有丰富的黑色素，入药后能起到使人体内的红细胞和血色素增生的作用。因此，乌鸡自古以来，一直被认为是滋补上品。
补血	乌鸡体内的黑色物质含铁、铜元素较高，是机体预防缺铁性贫血的有效营养源，对于病后、产后贫血者具有补血、促进康复的作用。
改善心脑功能、促进儿童智力发育	乌鸡的营养价值要高于普通鸡种，它含有大量的牛磺酸，可以增强人的消化能力，有一定的抗氧化作用和解毒作用。可改善心脑功能、促进儿童智力发育。

❷ 满分食用方法

➥ 乌鸡连骨(砸碎)熬汤滋补效果最佳，可将其骨头砸碎，与肉、杂碎一起熬炖，最好不用高压锅，使用砂锅文火慢炖最好。

☺ 这样搭配最健康	
乌鸡 + 红枣 = 补血益气，美容养颜 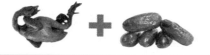	**乌鸡 + 枸杞 = 益精明目** 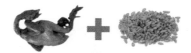
乌鸡能够滋中补气，红枣能补血活血，同食可以增强滋补效果，还可美容养颜。	枸杞中含有丰富的维生素A，且能明目，和乌鸡搭配食用可以滋补肝肾，补肾填精。

人群宜忌		
宜	➥ 适合老年人、产妇食用 ➥ 适合高血压、高脂血症、糖尿病及动脉硬化者 ➥ 身体虚弱、肝肾不足、脾胃不健、骨质疏松、缺铁性贫血症者宜食	忌 ➥ 肥胖、患严重皮肤疾病者不宜多食 ➥ 乌鸡虽是补益佳品，但多食能生痰助火，生热动风，故感冒发热或湿热内蕴而见食少、腹胀者不宜食用

优选食谱推荐

葱白乌鸡糯米粥

补气养血　补益肝肾

材料　乌鸡腿250克，糯米150克，枸杞、红枣少许。

调料　葱白、盐各适量。

做法

1. 将乌鸡腿洗净，剔骨，切块，沥干；红枣、枸杞洗净；葱白洗净，切丝。
2. 热锅上火，将乌鸡腿与红枣加清水熬汤，20分钟后改文火，煮15分钟，再加入糯米与枸杞煮至沸后转文火煮。
3. 待糯米煮熟后再加入盐调味，最后入葱丝焖一下，即可食用。

美味加分小妙招

乌鸡熬汤之前一定要焯水。

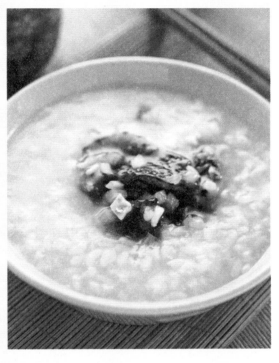

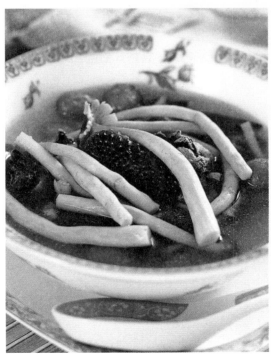

茶树菇红枣乌鸡汤

补血养颜

材料　乌鸡半只，茶树菇150克，红枣10颗。

调料　姜2片，盐适量。

做法

1. 乌鸡洗净，放入开水中汆烫3分钟，捞出，对半切开备用。
2. 茶树菇浸泡10分钟，洗净；红枣洗净，去核。
3. 将以上所有材料放入煲中，倒入2000克水煮开，用中火煲2小时，再加盐调味即可。

美味加分小妙招

做鸡汤必须要焯水，鸡肉焯过水以后能让煲出来的汤色清爽不浑浊。

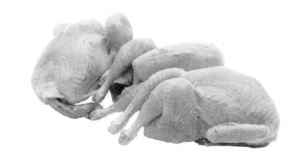

鹌鹑

**补中益气
清利湿热**

推荐用量： 每餐宜吃80~100克

对肝肾的好处

鹌鹑营养丰富，含有多种无机盐、卵磷脂、激素和多种人体必需氨基酸，有补益强壮作用，男子经常食用鹌鹑可增强性功能并增气力、壮筋骨。

其他养生功效	
健脑	鹌鹑肉和鹌鹑蛋中所含丰富的卵磷脂和脑磷脂，是高级神经活动不可缺少的营养物质，具有健脑的作用。
阻止动脉硬化	鹌鹑肉所含维生素P及芦丁等成分，有抑制血小板凝聚的作用，可阻止血栓形成，保护血管壁，有防治高血压及动脉硬化的功效。
增气力，壮筋骨	鹌鹑的肉和蛋是很好的补品，对体弱者有补益强壮作用，又对多种疾病有调补治疗作用。常人食用可增气力，壮筋骨。

满分食用方法

➡ 鹌鹑适用于炸、炒、烤、焖、煎汤等烹调方法或做补益药膳主料。

健康小提示

➡ 选购鹌鹑时要注意，皮肉光滑、嘴柔软的是嫩鹌鹑，鹌鹑皮起皱、嘴坚硬的是老鹌鹑。

☺ 这样搭配最健康

鹌鹑 + 莲子 = 滋阴补气

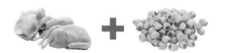

鹌鹑和莲子同食，能够滋阴理气，养心安神。

鹌鹑 + 桂圆 = 益智补气

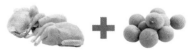

桂圆能够健脑补脑，和鹌鹑一同食用，可以治疗神经衰弱，益智健脑。

☹ 这样搭配易生病

鹌鹑 + 香菇 = 面生色斑

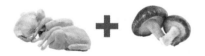

鹌鹑和香菇同食，脸上容易产生色斑。

人群宜忌

宜
- 适合老年人、儿童食用
- 适合高血压、高脂血症、肥胖症、动脉硬化、糖尿病及脑血栓患者
- 营养不良、身体虚弱、贫血头晕、肥胖症、肾炎浮肿患者宜食

忌
- 一般人均可食用

鹌鹑瘦肉粥

疏肝理气　补虚养阴

材料 大米80克，鹌鹑1只，猪肉80克。

调料 料酒、盐、味精、姜丝、胡椒粉、香油各适量。

做法

1. 取大米洗净熬煮。
2. 加入料酒、煮后的鹌鹑与大米同煮粥。
3. 再加入猪肉、盐、味精、姜丝、胡椒粉至沸即可。

美味加分小妙招

先用大火煮开，再转文火即小火熬煮约30分钟。别小看火的大小转换，粥的香味由此而出！

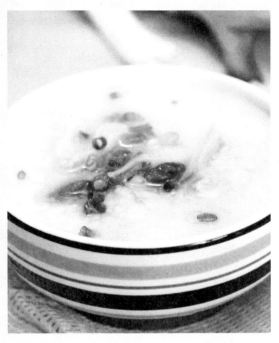

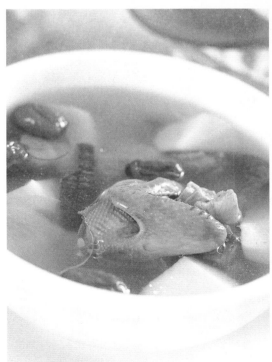

决明子杜仲鹌鹑汤

补益肝肾　疏肝明目

材料 鹌鹑1只，杜仲50克，山药100克，决明子15克，枸杞25克，红枣6颗，生姜5片。

调料 盐8克，味精3克。

做法

1. 鹌鹑洗净，去内脏，剁成块。
2. 将处理好的鹌鹑入沸水中飞水。
3. 杜仲、枸杞、红枣、山药洗净备用；决明子装入纱布袋扎紧袋口，入煮锅中，加水1200毫升熬成高汤，捞出药袋。
4. 汤中加入鹌鹑、杜仲、枸杞、红枣、山药、生姜，大火煮沸后改小火煲3小时，加盐和味精调味即可。

美味加分小妙招

飞水时必须在水沸腾之后再把鹌鹑丢下去，飞去血水和杂质，汤的质地会比较清澈一点。

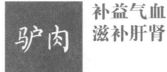

驴肉

补益气血
滋补肝肾

推荐用量： 每餐宜吃50克

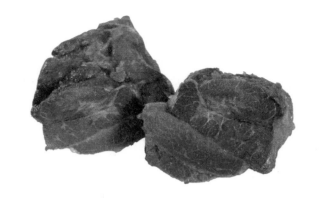

对肝肾的好处	
中医认为，驴肉性温，具有补益气血、滋补肝肾的功效；现代营养学也证实，驴肉营养丰富，并含有微量性激素，有壮阳作用。	
其他养生功效	
对心血管疾病有益	驴肉中的高级不饱和脂肪酸，尤其是亚油酸、亚麻酸，对动脉硬化、冠心病、高血压等心血管疾病有着良好的保健作用。
补充营养	驴肉含有动物胶、骨胶朊和钙等成分，能为老人、儿童、产妇、体弱者和病后调养的人提供良好的营养补充。

满分食用方法
➡ 可清炖，红烧、炒，或盐酱。
➡ 制作驴肉时配些蒜汁、姜末，既能杀菌，又可除味。

健康小提示
➡ 不要购买色泽太艳的驴肉，色泽太艳是人为加入了合成色素或发色剂造成的。

☺ 这样搭配最健康

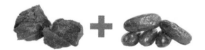

驴肉有补气养血的功效，和红枣同食，可以滋补气血，强身健体。

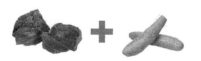

驴肉可以滋阴壮阳，山药也为滋阴补气的佳品，两者搭配食用，会增强滋补功效。

☹ 这样搭配易生病

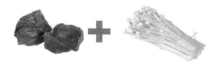

驴肉和金针菇含有的生物活性成分相互作用，会引发心绞痛等心胸不适。

人群宜忌

宜
➡ 身体瘦弱者、气血两虚者宜食
➡ 食欲不振、失眠多梦、心烦、心悸者宜食
➡ 高血压、高脂血症、糖尿病患者宜食

忌
➡ 孕妇、脾胃虚寒、慢性肠炎、腹泻者最好不要食用

风味驴盘肠

滋阴补肾

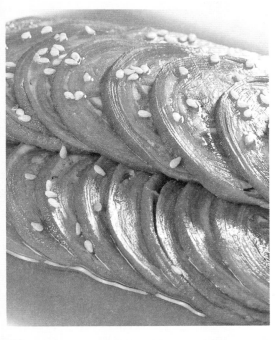

材料 驴大肠500克。

调料 盐、酱油、辣椒、草果、桂皮、丁香、小茴香、大蒜段各适量。

做法

1. 先将驴大肠洗净，入锅中加料酒，大火煮几十分钟，捞出晾干备用。
2. 将盐、酱油、辣椒、草果、桂皮、丁香、小茴香、大蒜段放入锅中烧开，将驴肠放入，先用急火煮，再用慢火煮。熟后切成寸长的小块装盘即可食用。

美味加分小妙招

烹制时，可加少量苏打水，可去除驴肉的腥味。

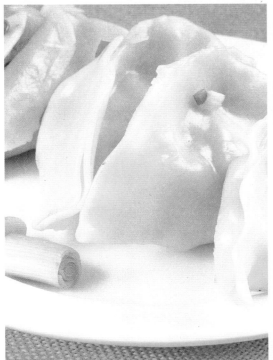

驴肉蒸饺

恢复体气　安神养血

材料 小麦面粉200克，驴肉500克，葱白50克，生姜10克。

调料 酱油、胡椒粉、盐、白酒、香油、植物油各适量。

做法

1. 面粉加凉水适量揉搓成面团，面团再分小块，再擀成适当大小的饺子皮。
2. 葱、姜分别洗净后切碎。
3. 驴肉剁细，再加入所有调料搅拌均匀，加入切碎的葱和姜调匀，制成馅料。
4. 每张饺子皮中包入适量的馅，包捏成饺子。
5. 锅中倒入适量的水烧开，将包好的饺子整齐的码在抹了油的蒸屉上，上锅蒸30分钟即可。

美味加分小妙招

驴肉在烹制前最好在冷水里浸泡5小时左右，以泡出血水为宜。

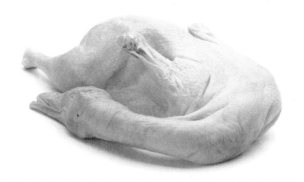

鸭肉

补肾
消水肿

推荐用量： 每餐宜吃80~160克

对肝肾的好处	
鸭肉富含蛋白质，各种维生素及矿物质，且脂肪含量低，常吃能起到补肾消水肿，滋养身体，养脾胃的作用。	
其他养生功效	
降低胆固醇	鸭肉中的各种脂肪酸的比例接近理想值，化学成分接近橄榄油，能有效降低胆固醇。
保护心脏	鸭肉中含有丰富的烟酸，烟酸是构成人体内两种重要辅酶的成分之一，对心肌梗死等心脏疾病患者有很好的保护作用。
防治炎症	鸭肉含有丰富的B族维生素和维生素E，能有效抵抗脚气病、神经炎等多种病症。

满分食用方法

➡ 鸭肉适于滋补，是各种美味名菜的主要原料。

健康小提示

➡ 为预防禽流感，在处理及烹调鸡、鸭、鹅等禽类食物时，一定要完全煮熟才行。

➡ 鸭肉烹煮时间越久，维生素流失越多，大火快炒至熟可保留较多的营养素。

☺ **这样搭配最健康**

母鸭 + 姜 = 温补身体

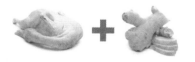

鸭肉滋阴，生姜性温，用老母鸭和姜同食，可促进血液循环。

鸭肉 + 山药 = 健脾止渴、消除油腻

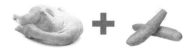

鸭肉和山药两者同食可消除油腻，能健脾止渴、固肾益精的作用。

☹ **这样搭配易生病**

鸭肉 + 甲鱼 = 消化不良、水肿腹泻

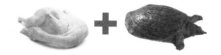

两者都属于寒性食物，一同食用容易造成水肿、腹泻或者消化不良等症状。

鸭肉 + 核桃 = 营养价值消失

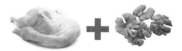

鸭肉中所含的蛋白质与矿物质，若与核桃中的植酸相结合，会降低彼此的营养价值。

宜
- 凡体内有热的人都适宜食鸭肉
- 体质虚弱、营养不良、食欲不振、慢性肾炎、发热、大便干燥和水肿者宜食

忌
- 体寒、月经量少、痛经者不宜食用
- 慢性肠炎者要少吃，鸭肉味甘咸，吃了可能使肠炎病情加重
- 有腹痛、腹泻、腰痛、痛经等症状的人也最好少吃鸭肉

优选食谱推荐

白鸭冬瓜汤
祛湿利水　滋补五脏

材料　白鸭1只，冬瓜500克，枸杞子2克。

调料　盐适量。

做法
1. 冬瓜去皮、瓤，洗净切块，枸杞洗净。
2. 白鸭放入锅中，加适量水煮半小时，然后放入冬瓜、枸杞煮熟，加盐即可。

美味加分小妙招
此汤如加配芡实、薏苡仁同炖，则滋阳效果更佳，且能消暑滋阳、增进食欲。

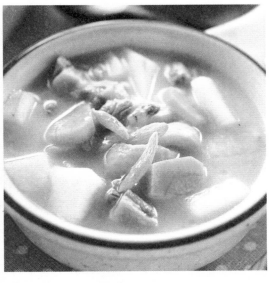

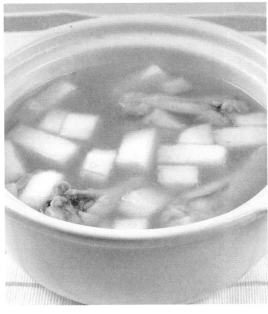

竹笋鸭子汤
滋阴补血　和中润肠

材料　鸭肉500克，竹笋300克，姜3片。
调料　盐适量。

做法
1. 将鸭肉洗净斩块，在开水中煮5分钟备用，竹笋切片。
2. 锅内加水，放入鸭块，水开后撇去浮沫。鸭肉将熟时加入笋片、放入姜，加盐炖至鸭肉软烂即可。

美味加分小妙招
炖汤的时候要一次性把水加足，中途不要加水。

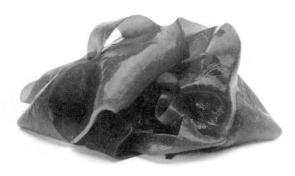

保卫肝肾健康的水产

海带

**温补肾气
利尿排毒**

推荐用量： 每餐宜吃60~100克

对肝肾的好处	
海带，入肝、胃、肾三经，具有护肾排毒的功效。海带中还含有大量的甘露醇，甘露醇具有利尿消肿的作用，可防治肾功能衰竭、老年性水肿、药物中毒等。	
其他养生功效	
降压降脂	海带中含有半乳聚糖、海带聚糖、海带氨酸、钾、碘等，其中海带氨酸、钾有降压作用；海带聚糖、碘有降血脂作用。
防治甲状腺肿	海带含有丰富的碘、碘化物，可弥补由缺碘引起的甲状腺机能不足，从而使肿大的腺体缩小。
利尿消肿	海带上那层白霜似的白粉，是极具医疗价值的甘露醇，现代科学研究证明，甘露醇具有降低血压、利尿消肿的作用。
减少放射性物质在人体内的积聚	海带胶质能促使体内的放射性物质排出体外，减少放射性物质在人体内的积聚。

满分食用方法

➡ 海带味道可口、清脆宜人，可凉拌，又可做汤。海带与豆腐配着吃，被认为是"长生不老药"。

健康小提示

➡ 食用海带前，最好先洗净再浸泡，然后将浸泡的水和海带一起下锅做汤食用。这样可以避免溶于水中的甘露醇、某些维生素、矿物质被丢弃不用。

☺ 这样搭配最健康

海带 + 菠菜 = 有益骨骼和牙齿

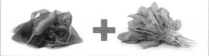

菠菜与海带中都含有磷和钙，搭配食用能帮助人体维持钙和磷的平衡，对骨骼和牙齿很有帮助。

☹ 这样搭配易生病

海带 + 黄瓜 = 影响维生素C的吸收

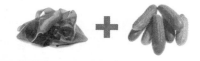

黄瓜中的维生素C遇到海带中的铁，会妨碍吸收。若长期大量食用，容易导致淤血、缺乏活力。

海带 + 荞麦 = 易静脉曲张

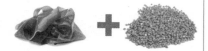

荞麦中的维生素E遇到海带中所含的铁，会妨碍维生素E的吸收，经常一起食用，会造成静脉曲张。

<table>
<tr><td>人群宜忌</td></tr>
</table>

宜
- 适宜缺碘、甲状腺肿大、高血压、高脂血症、骨质疏松、营养不良性贫血以及头发稀疏者食用
- 气血不足及肝硬化腹水和神经衰弱者尤宜食用

忌
- 脾胃虚寒的人慎食，脾胃虚寒者、甲亢中碘过盛型的人忌食
- 孕妇与乳母不可过量食用海带
- 患有甲亢的病人不要吃海带

优选食谱推荐

素拌海带
降压　降脂　降糖

材料 海带丝500克。

调料 香菜、蒜末、盐、鸡精、香油、醋各适量。

做法
1. 海带丝洗净，切断。
2. 将调料放在大碗中调匀备用。
3. 煮半锅滚水，将海带丝放入烫约15分钟，捞出置于装调料的大碗里，搅拌均匀即可。

美味加分小妙招
拌食海带前，为保证海带鲜嫩可口，一定要用清水煮。

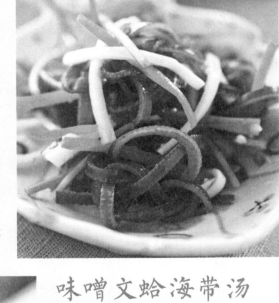

味噌文蛤海带汤
壮骨壮阳

材料 文蛤500克，海带200克。

调料 盐2克，大葱10克，味噌3大勺，植物油几滴。

做法
1. 文蛤用加盐和植物油的水浸泡几个小时，让文蛤吐尽沙子和泥土，海带洗净切丝。
2. 锅内加水煮开后，加入几勺味噌煮化，加入海带丝小火煮15分钟左右至入味。
3. 倒入洗净的文蛤和大葱，大火煮至文蛤张开，调入盐即可。

美味加分小妙招
文蛤入锅后不要煮太久，保持鲜嫩口感。

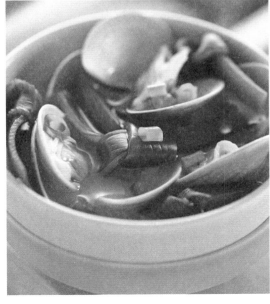

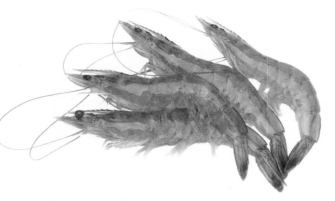

虾

补肾壮阳 通乳排毒

推荐用量： 每餐宜吃50克

对肝肾的好处	
虾富含蛋白质、脂类、矿物质、维生素，钙、磷尤其丰富，具有补肾壮阳，通乳抗毒的功效。	
其他养生功效	
缓解神经衰弱	海虾中含有三种重要的脂肪酸，能使人长时间保持精力集中。
促进病后康复	虾营养丰富，且其肉质松软，易消化，对身体虚弱以及病后需要调养的人是极好的食物。
保护心脑血管系统	虾中含有丰富的镁，镁对心脏活动具有重要的调节作用，能很好的保护心血管系统，它可减少血液中胆固醇含量，防止动脉硬化，同时还能扩张冠状动脉，有利于预防高血压及心肌梗死。

🔍 满分食用方法

➡ 从烹饪角度来说，煎、炒、焖、炸、灼、烤，几乎每一种烹饪手法都适合虾的制作。

➡ 烹制虾仁菜肴，调味品投入宜少不宜多，否则就突出了调味品的味道，从而削弱了虾仁的原汁鲜味。

🔍 健康小提示

➡ 买虾的时候要注意，颜色发红、软、掉头的尽量不买。虾属于海河鲜，腐败变质的虾一定不能吃。

☺ 这样搭配最健康

海虾 + 姜 = 寒热中和

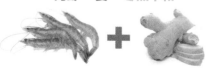

海虾属于寒凉阴性类食品，故最好与姜共同食用。因为姜性热，与海虾放在一起可以寒热中和，防止身体不适。

☹ 这样搭配易生病

虾 + 高维生素C食物 = 急性砷中毒

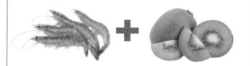

食用虾时不能同时服用大量维生素C的食物。因为虾中含有高浓度五价砷化合物，与维生素C同时食用时，五价砷会被还原成三价砷（俗称砒霜），会导致急性砷中毒，严重者还会危及生命。

虾 + 柿子、葡萄、石榴、山楂等含鞣酸较多的水果 = 呕吐、头晕、恶心、腹痛

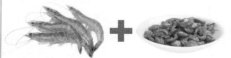

虾含有较高的蛋白质、钙、磷等营养素，如果同含鞣酸量较高的水果一起吃，不仅会降低虾的营养价值，还会生成一种不易消化的物质，导致呕吐、头晕、恶心、腹痛等症状。

人群宜忌

宜
- 适合身体虚弱者、营养不良、食欲不振者食用
- 中老年人、儿童、骨质疏松症者宜食
- 男性不育症、肾虚阳痿、腰脚无力、女性产后乳汁不通者宜食

忌
- 上火、易过敏者不宜食
- 高脂血症、动脉硬化、皮肤湿疹、皮炎、急性炎症、面部痤疮、过敏性鼻炎、支气管哮喘者不吃或少吃

优选食谱推荐

虾仁炒油菜

强壮身体　提高记忆力

材料 油菜250克，对虾肉50克，姜10克，葱20克。

调料 酱油、料酒、淀粉、油、盐各适量。

做法
1. 将虾仁洗净，用酱油、料酒、淀粉拌好；油菜梗叶分开，洗净沥干。
2. 锅中加入食油，烧热后下入虾仁煸几下，起出。
3. 再把油锅烧热，下入油菜，至半熟时倒入虾仁，加入姜、葱，用旺火快炒几下起锅即可。

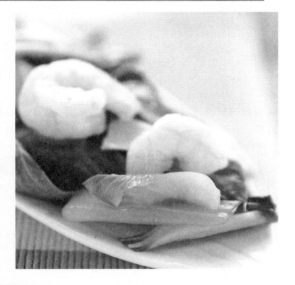

白灼基围虾

益气滋阳　养血固精

材料 基围虾250克，生姜35克，红椒20克，香菜少许。

调料 料酒30毫升，豉油30毫升，盐3克，鸡精、白糖、芝麻油、食用油各适量。

做法
1. 生姜洗净切丝；红椒洗净切丝。
2. 锅中加水烧开，加料酒、盐、鸡精，放入姜片，倒入基围虾，煮2分钟至熟，捞出装盘，放入洗净的香菜。
3. 用油起锅，倒入约70毫升清水，加入豉油、姜丝、红椒丝，再加入白糖、鸡精、芝麻油，拌匀，煮沸，制成味汁盛入味碟中。
4. 煮好的基围虾蘸上味汁即可食用。

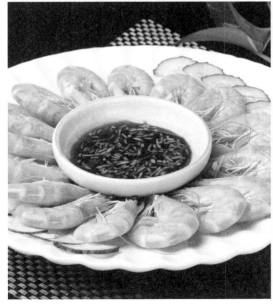

鲤鱼

**补脾益肾
利水消肿**

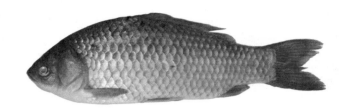

推荐用量：每餐宜吃100克
绿色食材应季吃：夏季

其他养生功效	
防治冠心病和动脉硬化	鲤鱼中的脂肪多为不饱和脂肪酸，有助于降低胆固醇，防治冠心病和动脉硬化。
明目	鲤鱼的视网膜上含有大量的维生素A，维生素A可以防治夜盲症和视力减退。因此，多吃鲤鱼眼睛可以明目。

满分食用方法

⊃ 鲤鱼的烹调方法较多，以红烧、干烧、糖醋为主，若用来通乳烹制时应少放盐。

健康小提示

⊃ 熏制的鲤鱼会产生一些致癌物质，不易多食。
⊃ 鲤鱼的胆汁有毒，误食会伤害身体。

☺ 这样搭配最健康

鲤鱼 + 花生 = 利于营养成分的吸收

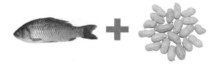

花生中维生素E能够抗氧化，可以防止鲤鱼中的不饱和脂肪酸被氧化。

鲤鱼 + 豆腐 = 补钙养颜

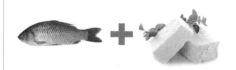

鲤鱼和豆腐同食，能够促进蛋白质和钙质的吸收，且能美容养颜。

☹ 这样搭配易生病

鲤鱼 + 咸菜 = 易造成消化道癌变

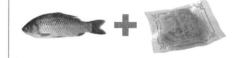

咸菜中含有亚硝酸盐，会和鱼肉中的蛋白质结合成亚硝胺，易造成消化道癌变。

人群宜忌

宜
- 适合气血不足、营养不良、水肿者食用
- 适合高脂血症、高血压、心脑血管疾病患者食用
- 孕妇胎动不安、妊娠性水肿、产妇乳汁缺少者宜食

忌
- 恶性肿瘤、淋巴结核、皮肤瘙痒、恶性肿瘤、哮喘者忌食

鲤鱼米豆粥

利尿消肿　健脾益肾

材料 大米、红豆、薏米、绿豆各30克，鲤鱼50克。

调料 盐、葱、料酒各适量。

做法

1. 大米、红豆、薏米、绿豆洗净，放入清水中浸泡。鲤鱼治净切小块，用料酒腌渍去腥。
2. 锅置火上，注入清水，加大米、红豆、薏米、绿豆煮至五成熟。
3. 放入鲤鱼、姜丝煮至粥将成，加盐调匀，撒葱花便可。

美味加分小妙招

若在切鱼时，将手放在盐水中浸泡一会儿，切起来就不会打滑了。

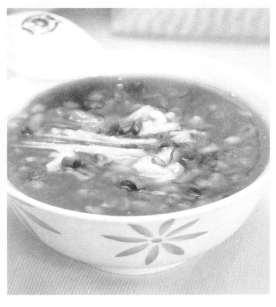

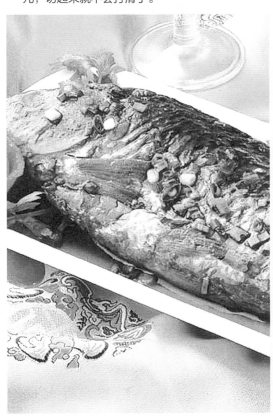

红烧鲤鱼

补益身体

材料 鲤鱼1条，姜、蒜、蒜各10克。

调料 植物油、高汤、盐、料酒、醋、生抽、鸡精、白糖、水淀粉各适量。

做法

1. 把鱼去鳞、鳃、鳍，然后剖腹除去内脏，冲洗干净，沥干水分，两面剞花刀，用酱油、盐、料酒腌制；姜、蒜洗净切片；葱洗净斜切为马耳形。
2. 将腌入味的鱼下锅炸，炸至上色翻面，另一面也炸至上色捞出。
3. 锅内留底油，把葱、姜、蒜推入煸炒，然后加汤、酱油、盐、白糖、料酒和鸡精，将炸好的鱼放入，移小火烧30分钟，使鱼入味。
4. 用水淀粉30克勾芡汁，将鱼盛入鱼盘内，芡汁淋浇在上面即可。

美味加分小妙招

炸鱼时间不宜太长，以免太老；炸时手提鱼尾，边炸边用热油淋浇鱼身，定型后再全部入油浸炸。

黄鳝

滋补肝肾
补益气血

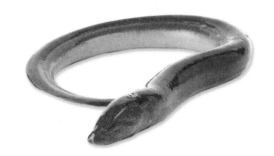

推荐用量： 每餐宜吃40克
绿色食材应季吃： 6~8月

对肝肾的好处	
中医认为黄鳝性味甘、温，归肝、脾、肾三经，有补益气血、温阳益脾、滋补肝肾、祛风通络等功效。而且鳝鱼所含的黏液主要由黏蛋白与多糖类组合而成，能促增强人体新陈代谢和生殖器官性功能，故鳝鱼是补肾填精最好的食品。	

其他养生功效	
补益身体	鳝鱼富含蛋白质、脂肪、鳝鱼素、钙、磷、铁、维生素B$_1$、维生素B$_2$等多种营养物质，常吃鳝鱼有很强的补益功能，特别对身体虚弱、病后以及产后之人更为明显。
补脑	鳝鱼中富含的DHA和卵磷脂，是脑细胞不可缺少的营养。经常摄取卵磷脂，会使注意力逐渐提高，食用鳝鱼可补脑。
调节血糖	鳝鱼中含可能降血糖和调节血糖的"鳝鱼素"，含微量的脂肪，尤适于糖尿病人食用。
预防、改善心脑血管疾病	黄鳝中富含EPA，可预防、改善心脑血管疾病，还可抗癌、消炎。

🔍 满分食用方法

➡ 黄鳝肉味鲜美，既可溜、烧、煸、爆、炒、炸、炝，也可焖、炖、蒸、煮、拌，做法多样，如与鸡、鸭、猪等肉类清炖，其美味加倍。

🔍 健康小提示

➡ 鳝鱼要用活的，死鳝鱼身体会分解出有毒的物质，食后易中毒。

☺ 这样搭配最健康

黄鳝 + 藕 = 维持体内酸碱平衡

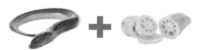

黄鳝中含有多种氨基酸和维生素，属酸性食物，藕属于碱性食物，且含有多种微量元素和纤维素，同食可以维持体内酸碱平衡。

黄鳝 + 豆腐 = 促进钙质的吸收

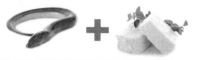

黄鳝和豆腐中都富含钙质，同食可以促进钙质加倍吸收。

☹ 这样搭配易生病

黄鳝 + 菠菜 = 引起腹泻

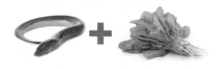

黄鳝性大温，补中益气，菠菜性冷，滑肠下气，二者同食易导致腹泻。

人群宜忌

宜
- 适合身体虚弱、气血不足者食用
- 适合高脂血症、糖尿病、心脑血管疾病患者
- 子宫脱垂、内痔出血者宜食

忌
- 过敏体质、皮肤病、癌症患者忌食

家常鳝鱼段

补虚劳　强筋骨

材料 鳝鱼300克，豆瓣酱30克，青、红椒丝各15克，姜丝、葱白、蒜末各少许。

调料 盐3克，味精、白糖、料酒、生粉各适量。

做法

1. 锅中倒入适量清水烧开，放入杀好洗净的鳝鱼，汆煮至断生后捞出。
2. 鳝鱼肉切丝；姜、葱加入料酒，挤出汁。
3. 把葱姜酒汁淋入鳝鱼丝中，撒上生粉拌匀腌渍。
4. 油锅烧至六成热时，倒入腌好的鳝鱼丝，炸约1分钟；炸至鳝鱼呈金黄色捞出。
5. 起油锅，倒入葱白、姜丝、蒜末、豆瓣酱爆香，放入红椒丝、青椒丝翻炒匀，倒入炸好的鳝鱼丝。淋入料酒，加盐、味精、白糖，翻炒均匀，大火收汁。

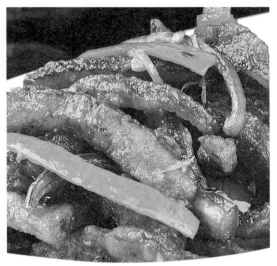

蒜炒鳝鱼

补气养血　滋补肝肾

材料 鳝鱼1000克，大蒜200克，姜、大葱各8克。

调料 酱油8克，盐10克，胡椒粉、花椒粉各5克，豆瓣、淀粉（玉米）各20克，菜籽油125克。

做法

1. 鳝鱼剖开去内脏、骨及头尾，洗净，切成长约4厘米的段；大蒜剥去皮洗净，姜切片，葱切细花，豆瓣剁细。
2. 炒锅内下油75克，烧至七成热时，放入鳝鱼段，加少许盐煸炒，煸至鳝鱼段不粘锅，吐油时铲起。
3. 锅内另下菜籽油50克，烧至五成热时，下豆瓣煸至油呈红色时掺汤，同时把鳝鱼段、大蒜、姜、酱油、胡椒粉下锅，用中火慢烧约10分钟（以大蒜烧熟为度）。
4. 下湿淀粉收浓，亮油，起锅下葱花，合匀入盘，菜面上撒上花椒面即可。

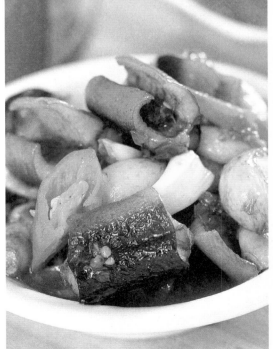

甲鱼

滋阴补阳
散结平肝

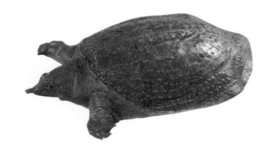

推荐用量： 每餐宜吃30克

对肝肾的好处	
甲鱼性味平凉干咸，入肝经，有清热养阴、补益调中、补肾健骨、平肝散结之功效。	
其他养生功效	
提高人体体质	甲鱼味道鲜美，具有低脂肪、高蛋白的优点。既能够提高人体的体质，又可促进人体新陈代谢、调节不平衡的内分泌功能。

🔍 **满分食用方法**

➔ 甲鱼味道鲜美，具有诸多滋补药用功效，适于煲汤，煲汤时营养素能够得到全面释放。

🔍 **健康小提示**

➔ 甲鱼中含有的动物胶质不易消化，因此不宜一次食用过量。

➔ 不可食用已死或变质的甲鱼，以免引起中毒。

☺ **这样搭配易生病**

甲鱼 + 鸭肉 = 腹泻、腹痛

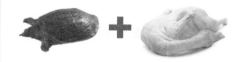

甲鱼肉中含有多种生物活性物质，鸭肉中含有丰富的蛋白质和脂肪，同时食用可导致腹痛、腹泻和营养不良。

☺ **这样搭配最健康**

甲鱼 + 乌鸡 = 滋阴补肾

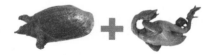

甲鱼和乌鸡都属于大补食物，都对肾有补益功效，两者合用，有滋阴补肾、健胃和中的功效。

甲鱼 + 桃 = 降低营养价值

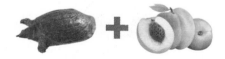

桃子中含有大量的果酸，甲鱼肉中含有大量的蛋白质，果酸能使蛋白质变性，降低营养价值。

人群宜忌		
宜	● 体制赢弱、营养不良、肝肾阴虚、子宫下垂、肝炎者宜吃 ● 高脂血症、动脉硬化、冠心病、高血压及低蛋白血症者宜食 ● 慢性肝炎、肝硬化腹水、肝脾肿大、糖尿病、肾炎水肿之人宜食	**忌** ● 脾虚胃弱者不宜食用，感冒未愈者勿食，慢性肾衰者忌食 ● 失眠者、孕妇者也不宜食用

山药烧甲鱼

滋阴壮腰　健肾

材料 甲鱼500克，山药100克，枸杞子40克，女贞子、熟地黄各25克，五花肉100克，大蒜50克，姜片、葱段各20克，肉汤适量。

调料 植物油、酱油、料酒、盐、鸡精、胡椒粉各适量。

做法

1. 将宰杀干净的甲鱼洗净，放入沸水中煮约5分钟，捞出，将裙边、腹部软皮与四肢粗皮刮洗净，再入开水中煮5分钟。
2. 将五花肉洗净，切成片，枸杞、女贞子、熟地黄一起装入纱布袋中，封口。
3. 锅置火上，油烧至六成热，下姜片、葱段炒出香味，再放盐、酱油、料酒、肉汤、纱布袋烧开，倒入沙锅内。
4. 砂锅置于小火上，放入甲鱼、山药、胡椒粉，烧至甲鱼软烂，拣出姜、葱、药包，加入鸡精即可。

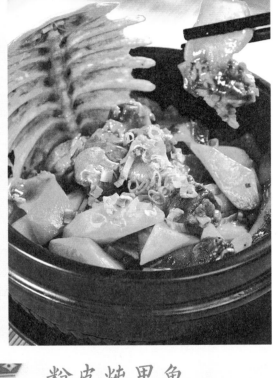

粉皮炖甲鱼

补虚益气　强筋健骨

材料 甲鱼1000克，红薯粉皮300克，葱头100克，生姜、米酒、大蒜各适量。

调料 盐、酱油、胡椒粉、鸡精、植物油等各适量。

做法

1. 处理好的甲鱼清洗干净，沥干，再用刀剁成半寸长的方块；粉皮用冷水浸约20分钟，切成小方块。葱、姜，切成斜角；大蒜剥皮，切碎。
2. 用旺火将油烧至七成熟，将葱、姜下锅，爆出香味取出。然后，倒入甲鱼块，加料酒爆炒变色，放开水煮开，再移在小火上焖熟，煮至汤变成乳白色。
3. 将粉皮放入甲鱼锅内，烧片刻入味，再加入盐、酱油、胡椒粉、鸡精拌匀即可。

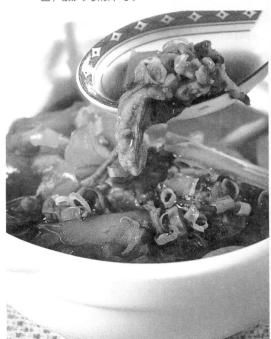

墨鱼

益血补肾 强化肝功能

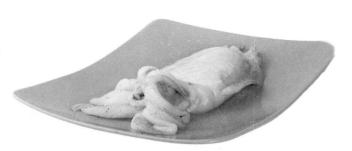

推荐用量： 每餐宜吃30~50克
绿色食材应季吃： 4~5月

对肝肾的好处	
墨鱼肉性味咸、平，具有补肾填精、开胃利水的功效，用于肾虚所致的遗精、滑精。墨鱼中含有丰富的营养，可以强化肝功能和促进发育。	
其他养生功效	
美容	墨鱼含有碳水化合物和维生素A、维生素E及钙、磷、铁等人体所必需的物质，是一种高蛋白、低脂肪滋补食品，是女性塑造体型和保养肌肤比较理想的选择。
抗病毒	墨鱼是一种美味海鲜，营养丰富，其所含的多肽，有抗病毒、抗射线作用。

🔍 满分食用方法

➡ 食用墨鱼的方法有红烧、爆炒、熘、炖、烩、凉拌，做汤，制成馅料和丸子。还可加工做成罐头和干制品。

🔍 健康小提示

➡ 活墨鱼身体是透明的，死后会逐渐发红，挑选时应注意。

☺ 这样搭配最健康

墨鱼 + 西兰花 = 营养互补、预防感冒

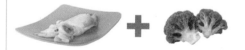

西兰花中富含膳食纤维和维生素，能补充墨鱼不足的营养，两者合用还能预防感冒、帮助消化。

墨鱼 + 南瓜 = 对保养眼睛有帮助

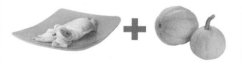

南瓜含有墨鱼没有的类胡萝卜素，两者同食，可以护眼、增进视力。

☹ 这样搭配易生病

墨鱼 + 酸性果汁 = 破坏蛋白质的吸收

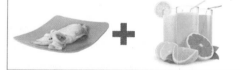

墨鱼中含有较多的蛋白质，而酸性果汁中的酸性成分与墨鱼中的蛋白质合用，则会产生作用，破坏蛋白质的吸收。

人群宜忌	
宜	● 经、孕、产、乳期宜食 ● 发育中的儿童及青少年宜食 ● 肾虚、遗精者宜食
忌	● 脾胃虚寒的人应少吃 ● 湿疹、荨麻疹、痛风、肾脏病、易过敏者忌食

墨鱼饭

养血通经　滋阴益肾

材料 墨鱼300克，米100克。

调料 青椒1只，红椒半只，姜2片，葱2段，橄榄油、盐、胡椒粉各适量，九层塔少许。

做法

1. 墨鱼洗净去囊，维持整只状态勿切开，备用；米快速清洗，沥干；青椒、红椒、九层塔均洗净切末。
2. 用橄榄油起油锅将米拌炒至八成熟，再拌入青椒、红椒、姜、葱、九层塔、盐、胡椒粉拌炒匀。
3. 将炒好的米塞入墨鱼内，置电锅内把饭蒸熟。

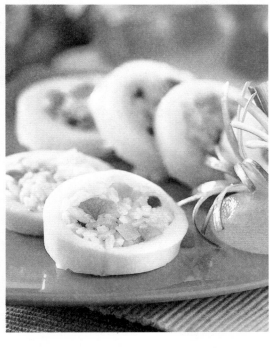

墨鱼粥

补益精气　养血滋阴

材料 干墨鱼200克，粳米500克，猪肉30克。

调料 白胡椒粉8克，姜汁15克，葱汁20克，盐5克，味精2克。

做法

1. 将干墨鱼用清水泡软，扯去皮、骨，洗净，切成丁，猪肉洗净切丁，粳米淘洗干净。
2. 锅内注水，下入干墨鱼、猪肉、白胡椒粉、姜汁、葱汁烧开，炖至五成熟。
3. 下入粳米熬成粥，调入盐、味精即成。

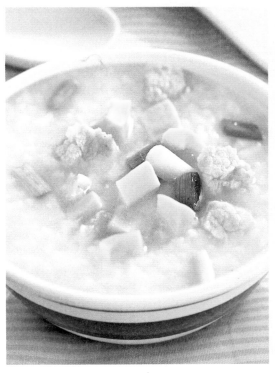

牡蛎

保肝利胆
滋阴潜阳

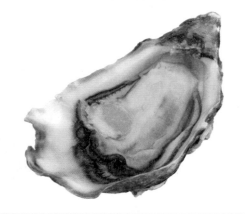

推荐用量： 每餐宜吃50克

对肝肾的好处

牡蛎含有丰富的锌元素及铁、磷、钙、优质蛋白质、糖类等多种营养成分，有滋阴潜阳、补肾涩精功效。男子常食牡蛎可提高性功能及精子的质量，其对男子遗精、虚劳乏损、肾虚阳痿等有较好的效果。牡蛎中所含丰富的牛黄酸有明显的保肝利胆作用。

其他养生功效	
补钙	牡蛎含磷很丰富，由于钙被体内吸收时需要磷的帮助，所以有利于钙的吸收。
预防动脉硬化	牡蛎中含有多种优良的氨基酸，这些氨基酸具有解毒的功效，可以除去人体内的有毒物质，其中的氨基乙磺酸又有降低血胆固醇浓度的作用，所以，吃牡蛎可预防动脉硬化。
有益儿童和孕妇	牡蛎所含的丰富微量元素和糖原，对促进胎儿的生长发育、矫治孕妇贫血均有好处。

🔍 满分食用方法
➡ 牡蛎肉可生吃，煎汤，烧菜，油炸等。

🔍 健康小提示
➡ 生吃牡蛎时要特别注意新鲜度和卫生，没经过处理的生牡蛎很容易受细菌感染，以致中毒。

☺ 这样搭配最健康

牡蛎 + 牛奶 = 强化骨骼、促发育

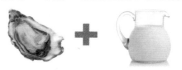

牡蛎和牛奶都含有丰富的钙，两者合用，可强化骨骼，促进发育。

牡蛎 + 菠菜 = 减缓更年期症状

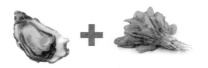

菠菜中含有牡蛎中所缺少的胡萝卜素及维生素C，故两者合用，营养更加丰富，还有减缓更年期症状的作用。

☹ 这样搭配易生病

牡蛎 + 盐 = 增加心血管负担

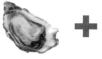

牡蛎和盐中都含有高比例的钠，在制作牡蛎时，最好少放盐，以免钠摄取过量，加重心血管负担。

人群宜忌

宜	◉ 阴虚、烦热、失眠、体质虚弱、贫血、颈淋巴结核、癌症者宜食
忌	◉ 脾胃虚寒、滑精、慢性腹泻、便溏、慢性皮肤病患者慎食 ◉ 痛风及尿酸过高者忌食

优选食谱推荐

牡蛎煎蛋

益智补虚　利五脏

材料 鸡蛋2个、牡蛎60克。

调料 油、盐、料酒、香菜、青蒜苗、红彩椒各适量。

做法

1. 牡蛎洗净，用料酒和少许盐腌制一下；香菜和青蒜苗洗净切碎；红彩椒洗净细丝。
2. 将切碎的香菜和青蒜苗放入碗中，打入两只鸡蛋，加入少许盐，搅拌均匀备用。
3. 煎锅放火上烧热，放入食用油，下入腌制好的牡蛎翻炒，下入红椒丝。
4. 将打散的鸡蛋布在牡蛎上。不要着急翻面，等表面鸡蛋凝固后，再翻面煎，一面煎散。翻面煎另一面，即可关火。装盘即可食用。

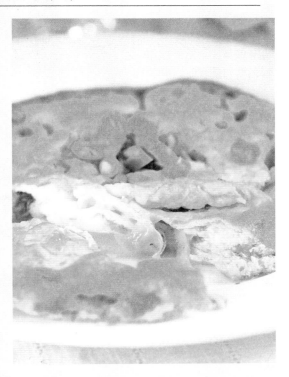

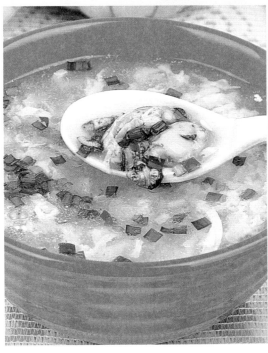

牡蛎豆腐汤

潜阳敛阴　清热润燥

材料 牡蛎肉、豆腐各100克，鸡蛋1个，韭菜50克，葱段20克。

调料 盐、味精、香油、高汤各适量。

做法

1. 将牡蛎肉洗净泥沙；豆腐洗净切成细丝；韭菜洗净切末；鸡蛋打入碗中备用。
2. 起油锅，将葱炝香，倒入高汤，下入牡蛎肉、豆腐丝，调入盐、味精，煲至入味。
3. 再下入韭菜末、鸡蛋，淋入香油即可。

美味加分小妙招

买来的袋装牡蛎肉中，经常有碎壳在里面，清洗的时候要仔细，以免影响口感。

海参

益智健脑 补肾降糖

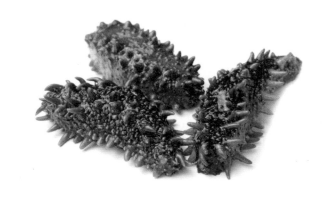

推荐用量： 水发品80克
绿色食材应季吃： 春、秋、冬

对肝肾的好处	
海参富含碘、锌等微量元素，可补肾益精、滋阴壮阳。	
其他养生功效	
提高免疫力	海参中含有多钟活性物质，如酸性多糖、多肽等，能大大提高人体免疫力，有效抵抗各种疾病的侵袭。
美容养颜	海参所含的胶性物质及多糖成分，有降脂抗凝、促进造血功能、延缓衰老、滋养肌肤、修补组织等作用。

🔍 满分食用方法

➡ 海参适合红烧，葱烧、烩等烹调方法，做海参时不要放醋，如果放了醋海参不但吃起来口感、味道不好，而且其中所含有的胶原蛋白会受到破坏,营养价值大打折扣。

🔍 健康小提示

➡ 干海参涨发后，烹饪的时候要反复冲洗，以除残留化学成分。

☺ 这样搭配最健康

海参 + 羊肉 = 加强补肾养血功效

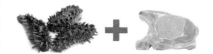

海参性温补，营养价值高；羊肉甘温，能温肾助阳、补益精血、益气补中、温暖脾胃。因此，海参、羊肉相配，补肾、益肾养血功效尤为增强。

海参 + 黑木耳 = 益筋骨、加速胆固醇排出

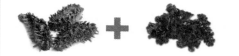

海参和黑木耳都含有胶质，两者合用，可以益筋骨，并且加速人体内胆固醇的排出。

☹ 这样搭配易生病

海参 + 酸性水果 = 腹疼、恶心、呕吐

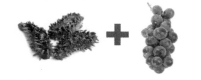

海参中含有丰富的蛋白质和钙等营养成分，而葡萄、柿子、山楂、石榴、青果等水果含有较多的鞣酸，同时食用，会导致蛋白质凝固难以消化吸收，出现腹疼、恶心、呕吐等症状。

人群宜忌

宜	➡ 肠燥便秘、畏寒肢冷、肺热咳嗽、肾精亏虚、阳痿遗精、腰酸乏力者宜食 ➡ 营养不良、动脉硬化、高脂血症、高血压、糖尿病患者宜食
忌	➡ 急性肠炎、感冒、咳痰、大便溏薄患者忌食

葱烧海参

益气补肾　清肾虚之火

材料 海参200克，大葱100克。

调料 白糖、熟猪油、料酒、盐、清汤、淀粉、味精、姜、生抽各适量。

做法

1. 海参切成宽片，煮透后捞出沥干水分。
2. 将猪油烧至六成熟时放入葱段，炸至金黄捞出，葱油备用。
3. 清汤加葱、姜、盐、料酒、生抽、白糖、海参，烧开后微火煨3分钟，加入炸好的葱段，烧开后移至微火煨2分钟，再上旺火，加味精并用淀粉勾芡，用中火烧透收汁即可。

美味加分小妙招

泡发海参和焯水时不要滴进去油腥，否则海参容易化掉。

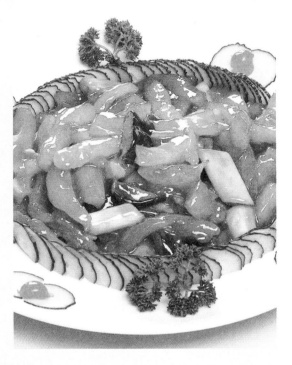

姜片海参炖鸡汤

补肾益精　养血润燥

材料 海参3只，鸡腿1只，姜1段。

调料 盐适量。

做法

1. 鸡肉汆烫，捞起；姜切片。
2. 海参自腹部切开，洗净腔肠，切大块，汆烫，捞起。
3. 煮锅加6碗水煮开，加入所有材料煮沸，转小火炖约20分钟，加入海参续炖5分钟，加盐调味即成。

美味加分小妙招

海参一定要新鲜有弹性，否则在炖煮的过程中易碎，影响成品的口感。

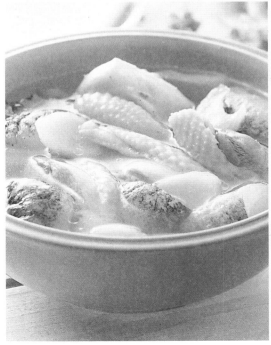

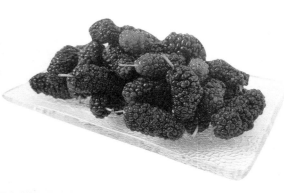

保卫肝肾健康的水果

桑葚

补肝益肾 滋阴养血

推荐用量：每餐宜吃40克
绿色食材应季吃：4~7月

对肝肾的好处	
中医认为桑葚味甘、酸，性寒，能滋补肝肾、补血养颜。现代医学研究发现，桑葚含有多种维生素，尤其是含有丰富的磷和铁，能益肾补血。	
其他养生功效	
补充营养	桑葚中含有大量多种维生素、胡萝卜素及微量元素等，经常食用能为身体补充营养。
乌发	桑葚中含有大量乌发素，能使头发变得黑而亮泽。
防止血管硬化	桑葚中含有的脂肪酸，具有分解脂肪，降低血脂，防止血管硬化的作用。
健脾胃，助消化	桑葚中含有鞣酸、脂肪酸、苹果酸等营养物质，能促进脂肪、蛋白质及淀粉的消化，有健脾胃助消化的作用。

满分食用方法

→ 成熟的桑葚可直接食用或榨汁、熬浆、做馅，或者晒干与其他中药材搭配成茶饮，既方便快捷，又有祛病强身功效。

健康小提示

→ 烹饪桑葚忌用铁器，桑葚会分解酸性物质，跟铁器接触会产生化学反应而导致的中毒。

→ 桑椹过量食用后容易发生溶血性肠炎、影响人体对铁、钙、锌等物质的吸收，因此桑葚虽好，但适量为宜。

☺ 这样搭配最健康

桑葚 + 小米 = 保护心脑血管健康

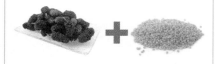

桑葚含有的锰对心血管系统具有保护作用，小米能降血脂，有效地防止和解除血管硬化，两者合用可以保护心脑血管健康。

☹ 这样搭配易生病

桑葚 + 韭菜 = 肠胃不适

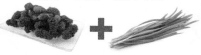

桑葚中含有胰蛋白酵素抑制剂，一次吃太多会影响消化，造成肠胃不适。而韭菜中含有较多膳食纤维，两者一起搭配食用，易造成腹泻拉肚子。

桑葚 + 紫黑色食物 = 补肾效果增强

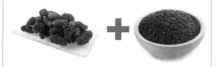

桑葚和紫黑色食物搭配食用，可增强抗氧化能力和补肾效果。

宜
- 成年女性、中老年人、过度用眼者宜食
- 肝肾阴血不足者,少年发白者,病后体虚、体弱、习惯性便秘者宜食

忌
- 体虚便溏者不宜食用,儿童不宜大量食用
- 桑葚含糖量高,糖尿病人不宜食用

优选食谱推荐

猕猴桃桑葚奶

保肝护肾　延缓衰老

材料 猕猴桃150克,桑葚80克。

调料 鲜奶250毫升,蜂蜜10克。

做法

1. 猕猴桃去皮,切块放入榨汁机内。
2. 桑葚洗净放入榨汁机内。
3. 榨汁后,过滤然后加入鲜奶和蜂蜜,调匀即可。

美味加分小妙招

制作桑葚的时候要小心仔细,桑葚很容易染色,并且沾染到衣服上之后不容易清洗。

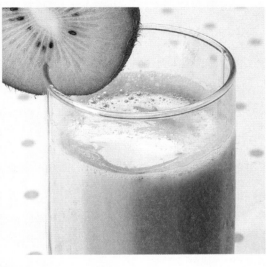

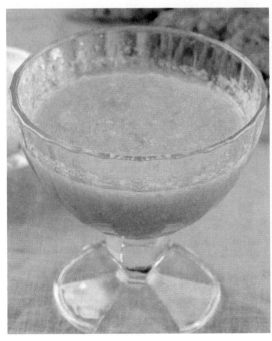

苹萝桑葚蜜汁

美容养颜　润燥去火

材料 苹果150克,胡萝卜80克,柠檬30克,桑葚40克。

调料 蜂蜜10克。

做法

1. 苹果洗净,去皮,切成小块;柠檬切块;胡萝卜洗净,去皮,切成大小适当的块;桑葚清洗干净。
2. 将除蜂蜜以外的材料放入果汁机内搅打成汁,最后加蜂蜜拌匀即可。

美味加分小妙招

桑葚要选择颗粒比较饱满、厚实、没有出水,比较坚挺的。

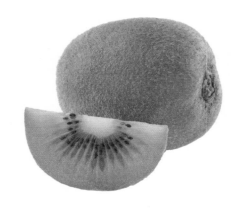

猕猴桃

健胃养肝
清热解渴

推荐用量： 每餐1~2个
绿色食材应季吃： 8~10月

对肝肾的好处
猕猴桃含有维生素C、糖类、有机酸、维生素、蛋白质、猕猴桃碱、氨基酸等营养元素，对肝损伤具有较明显的修复和保护作用。

其他养生功效	
预防抑郁	猕猴桃富含的肌醇及氨基酸，可抑制抑郁症，还能补充脑力所消耗的营养。
维护心血管健康	猕猴桃低钠高钾的完美比例，有助于降低血压、血脂，对维持心血管健康具有良好效果。
防治癌症	猕猴桃含有抗突变成分谷胱甘肽，有利于抑制诱发癌症基因的突变，对于肝癌、皮肤癌都有很好的防治功效。
减肥	营养丰富但热量极低，其特有的膳食纤维不但能够促进消化吸收，还可以令人产生饱腹感。

🔍 **满分食用方法**

➡ 猕猴桃果实可鲜食或干制，也可酿酒，制作糕点，熬粥。

🔍 **健康小提示**

➡ 猕猴桃与苹果一起放进塑料袋储存，可加快猕猴桃成熟。

☺ **这样搭配最健康**

猕猴桃 + 松子 = 促进人体对铁的吸收

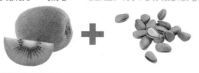

猕猴桃中的维生素C与松子中的铁同时食用，可促进人体吸收铁，使人体面部红润，预防贫血。

☹ **这样搭配易生病**

猕猴桃 + 牛奶 = 腹胀腹痛

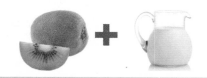

猕猴桃中的维生素C易与牛奶中的蛋白质凝结成块，两者同食不但影响消化吸收，还会使人出现腹胀、腹痛、腹泻。

猕猴桃 + 蛋黄酱 = 美容养颜

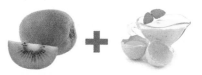

猕猴桃中的维生素C与富含维生素E的蛋黄酱同时食用，能加强维生素E的效果，美容养颜、防老抗衰。

人群宜忌	
宜	➡ 消化不良、食欲不振、便秘、高血压、冠心病、心血管疾病、癌症患者
忌	➡ 疟疾、寒湿痢、脾虚便溏、慢性胃炎、月经过多者

猕猴桃汁

滋润皮肤　美白养颜

材料 猕猴桃200克，矿泉水200克。

调料 蜂蜜适量。

做法

1. 将猕猴桃洗净，带皮切成三段放入榨汁机内。
2. 加入矿泉水。
3. 根据自己的口味添加适量的蜂蜜，开机搅拌。

美味加分小妙招

1. 如果喜欢有果肉的口感，可以少搅打几下，只将猕猴桃稍打碎即可。
2. 此款饮品做好，放进冰箱冷藏之后再饮用，会更加爽口。

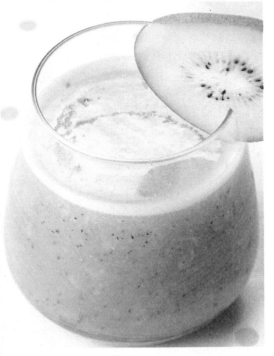

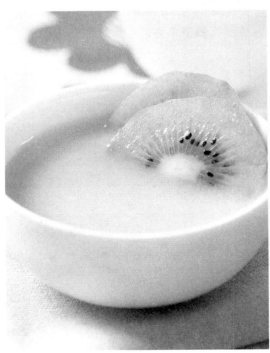

猕猴桃米糊

开胃　助消化　美白养颜

材料 猕猴桃200克，大米100克。

调料 冰糖适量。

做法

1. 将大米用清水浸泡8小时，用搅拌机搅成糊状。
2. 将猕猴桃洗净去皮，搅成糊。
3. 锅中加适量水烧沸，放入适量冰糖搅溶化，再放入大米糊用文火熬煮，待煮熟后，放入猕猴桃搅匀烧沸即成。

美味加分小妙招

冰糖可以适当地多放一点，因为猕猴桃的酸味较重。

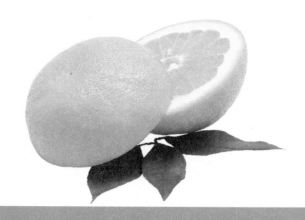

柚子

通利肝脏
消食化痰

推荐用量： 每餐宜吃80~160克
绿色食材应季吃： 9~11月

对肝肾的好处	
柚子是含维生素C和胡萝卜素丰富的水果，具有保护肝脏、促进肝细胞再生的功能。	
其他养生功效	
对心脑血管疾病有益	柚子的果肉中含有非常丰富的维生素C以及类胰岛素等成分，具有降低血液中胆固醇，降血糖、降血脂等功效。
减肥	柚子热量很低，纤维含量高，易产生饱腹感，另外柚子还含有丰富果酸等，能有效刺激胃肠黏膜，影响营养物质的吸收，从而抑制亢性食欲。

🔍 满分食用方法

⊃ 将柚子配以蜂蜜，制成蜂蜜柚子茶，其营养丰富、风味独特且具有良好的保健功效，具有清凉祛火、镇咳化痰、养颜益寿等。

🔍 健康小提示

⊃ 刚采下来的柚子，最好在室内放几天，一般是两周以后，待水分逐渐蒸发，此时甜度提高，吃起来味更美。

☺ 这样搭配最健康

柚子 + 蜂蜜 = 滋阴润肺、止咳化痰

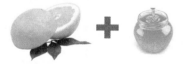

柚子营养丰富，含有丰富的天然枸橼酸和各种无机盐类，有助肝、胃、肺等机能，而且还有清热去火、止咳化痰的功效；蜂蜜中含有各种人体所需的微量元素。两者合用有养颜美容、滋阴润肺、止咳化痰的作用。

柚子 + 梨 = 清热去火、润肺、利尿排毒

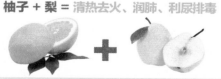

梨富含多种维生素、矿物质和微量元素，能够帮助人体器官排毒、净化。梨和柚子搭配食用，具有清热去火、润肺除燥、利尿排毒的作用。

☹ 这样搭配易生病

柚子 + 牛奶 = 降低营养价值

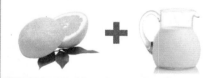

柚子含有的有机酸容易与牛奶中的蛋白质结合产生沉淀物，不利于人体吸收，降低两者的营养价值。

人群宜忌	
宜	⊃ 肥胖、消化不良、咳嗽、痰多气喘、慢性支气管炎、心脑肾病患者宜吃
忌	⊃ 脾虚泄泻、身体虚寒者忌食 ⊃ 服药期间忌食柚子 ⊃ 服用抗过敏药时忌吃柚子

柚子茶

美白肌肤　嫩肤去斑

材料 柚子1个。

调料 蜂蜜200克，冰糖100克。

做法

1. 用盐在柚子表面揉搓，再用清水清洗干净；用刀将最外面那层黄绿色的皮刮下来，少带里面的白瓤，并切成细丝，用沸水煮10分钟，捞出。

2. 果肉剥出，去除核及薄皮，用勺子捣碎。锅中加入柚子肉、柚子皮丝、冰糖和适量的清水，用大火煮到开锅时，改为小火，期间要经常搅拌，以免粘锅。1小时粘稠后，关火晾凉，放入蜂蜜，搅拌均匀即可装罐。

美味加分小妙招

一定要把柚子茶放凉后再加入蜂蜜，否则会破坏蜂蜜的营养价值。

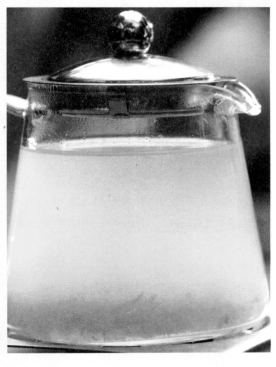

柚子萝卜蜜

预防动脉硬化

材料 柚子1个，萝卜1根。

调料 蜂蜜200克，冰糖100克。

做法

1. 将柚子剥皮取肉和皮，洗净；萝卜洗净削皮。

2. 将柚子皮切成细丝，柚子肉也切成片状，萝卜切成细丝。

3. 在不沾锅里放上水和冰糖，点小火煮化，放入柚子皮丝、肉和萝卜丝，用小火煮半小时左右，不要盖锅盖。

4. 等放到温热时放蜂蜜，拌匀，即可食用。

美味加分小妙招

若担心苦味太重，可适当延长熬制时间。如果喜食苦味，则可少放冰糖，多加柚子皮，缩短熬制时间。

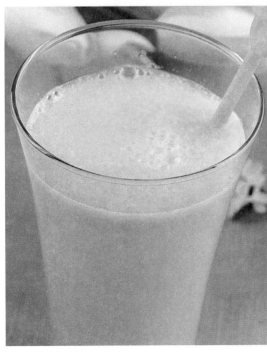

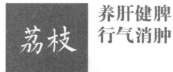

荔枝

**养肝健脾
行气消肿**

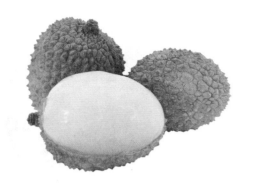

推荐用量： 每餐宜吃40克
绿色食材应季吃： 6~7月

对肝肾的好处	
中医认为荔枝味甘、酸、性温，入心、脾、肝经，果肉具有补脾益肝、理气补血的作用，经常食用荔枝具有很好的强肝、健脾的功效。肝脏功能受损的人群在平时应该多吃些荔枝，以此来增强肝脏功能。	
其他养生功效	
补充能量	荔枝果肉中含丰富的葡萄糖、蔗糖，具有补充能量、增加营养的作用。
增强人体免疫功能	荔枝肉含有丰富的维生素C和蛋白质，有助于增强机体的免疫功能，提高抗病能力。

🔍 **满分食用方法**

➥ 荔枝可鲜食，制作糕点，熬粥，做甜点。

🔍 **健康小提示**

➥ 荔枝不可多吃，大量食用不但容易上火而且会造成食欲减退，使血液中的葡萄糖不足。

☺ **这样搭配最健康**

荔枝 + 榛果 = 消除疲劳

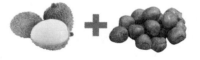

荔枝中含有叶酸，榛果中含有铁，两者一起食用，有助于维持红细胞健康，维持好气色，并可以消除疲劳。

荔枝 + 燕麦 = 帮助糖类代谢

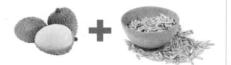

荔枝含有丰富的葡萄糖，与富含B族维生素的燕麦先后食用，能帮助葡萄糖燃烧完全，转变成热量。

☹ **这样搭配易生病**

荔枝 + 黄瓜 = 营养成分流失

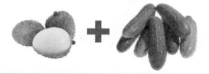

荔枝中含有维生素C，如果遇到黄瓜中的维生素C分解酶，会使得原有的营养成分流失。

荔枝 + 猪肝 = 破坏维生素C

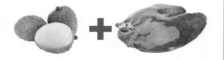

猪肝中含铜的矿物质会破坏荔枝中的维生素C。

人群宜忌		
宜	○ 产妇、老人、体质虚弱者、病后调养者宜食 ○ 贫血、胃寒和口臭者宜食	**忌** ○ 阴虚火旺、有上火症状的人不适合吃 ○ 怀孕的女性、儿童不要食用太过 ○ 糖尿病、出血病患者不宜多吃

优选食谱推荐

荔枝红枣甜酒
促进血液循环和新陈代谢

材料 荔枝200克，红枣20颗，甜酒酿一瓶。

做法
1. 荔枝去壳，红枣洗净。
2. 将荔枝和红枣放在一起，倒入甜酒酿略拌即可。

美味加分小妙招
也可以把酒酿替换为高度白酒和冰糖，一起浸泡三个月。

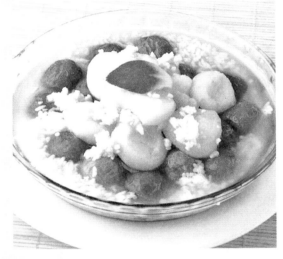

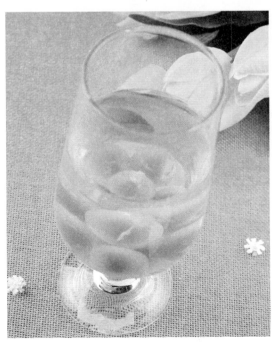

荔枝醋饮
改善肝脏功能

材料 熟透的荔枝500克，糯米醋1000毫升。

调料 冰糖20克。

做法
1. 荔枝洗净后剥壳，放入玻璃罐中。
2. 加入糯米醋、冰糖，在罐口平铺一张塑料纸，密封40天即可。

美味加分小妙招
因为加入糯米醋会使口感变酸，所以冰糖的用量一定加足。另外，荔枝加入食醋浸泡经过一段时间以后会产生一层网膜，这是正常现象，不必担心。

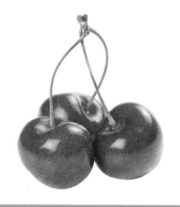

樱桃

有助于肾脏排毒

推荐用量： 每餐宜吃50克
绿色食材应季吃： 5月

对肝肾的好处	
樱桃的果肉对肾脏排毒具有辅助功效，樱桃目前被公认具有去除人体毒素及不洁体液作用的水果之一。	
其他养生功效	
补血	樱桃含铁量很高，铁是合成人体血红蛋白、肌红蛋白的原料，常食樱桃可促进人体血红蛋白再生，补血益智。
养颜驻容	樱桃营养丰富，含有蛋白质、糖、磷、胡萝卜素、维生素C等营养素，常食樱桃能使面部皮肤红润嫩白，去皱消斑。

🔍 满分食用方法
➜ 樱桃果实可鲜食或制作罐头，也可酿酒，制作糕点，熬粥。

🔍 健康小提示
➜ 樱桃清洗的时间不宜过长，更不可浸泡，以免表皮腐化。樱桃每次的食用量不可过多。樱桃容易损坏，最佳保存环境是-1℃，可以选择冷藏保存。

☺ 这样搭配最健康

樱桃 + 哈密瓜 = 消除疲劳

 +

樱桃与哈密瓜一起食用，其所含的铁与维生素C一起作用，能促进人体吸收铁，预防贫血，并增强体力。

樱桃 + 盐 = 消除疲劳

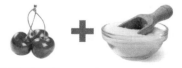

樱桃含有钾，盐中含有钠，一起食用，有助于维持人体的酸碱值平衡。

☹ 这样搭配易生病

樱桃 + 黄瓜 = 破坏维生素C

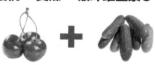

樱桃和黄瓜同食会破坏樱桃中的维生素C。

人群宜忌

宜
➜ 适合身体虚弱、气血不足、风湿患者食用
➜ 适合高血压、高脂血症患者

忌
➜ 肾病、糖尿病患者忌食
➜ 阴虚火旺的人不宜多吃

优选食谱推荐

樱桃酱

补血调中　健脾开胃

材料 樱桃800克，白糖75克，柠檬1个。

调料 白绵糖50克，黄砂糖100克。

做法

1. 樱桃洗净后，去蒂，去核，加白绵糖，拌匀后腌制1小时。
2. 将樱桃块倒入锅内，挤入柠檬的汁，加入黄砂糖和水。用文火煮10~15分钟，其间保持搅拌以防粘锅和糊锅。
3. 待樱桃已变得通体透明，呈红色玻璃状，锅内已基本变为较稠的酱，即可停火。
4. 将制好的樱桃酱装瓶，放于冰箱或阴凉处。

美味加分小妙招

不能加太多水，否则严重影响口感和色泽。

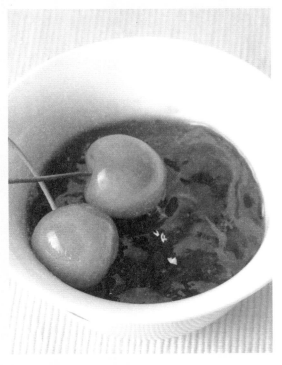

樱桃酸奶汁

美容养颜　增强身体免疫力

材料 樱桃100克，酸奶1袋。

做法

1. 将樱桃洗净、去核，用榨汁机打成汁。
2. 将樱桃汁与酸奶一起拌匀，饮用即可。

美味加分小妙招

此道饮品最好现做现喝，不要放置过久。想得到冰冰凉的口感可以加冰块，最好不要在冰箱冷藏，因为这道酸奶类饮品存放一段时间后会有细菌和微生物滋生。

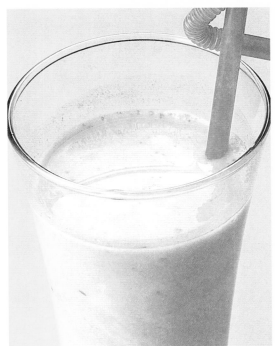

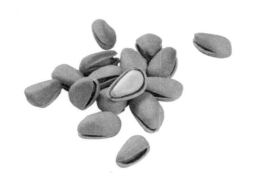

松子仁

**补肾疏气
润肠通便**

推荐用量： 每餐宜吃10克
绿色食材应季吃： 9~11月

对肝肾的好处	
中医认为，松子仁味甘，性微温，有强肾补骨、和血美肤、润肺止咳、滑肠通便等功效。	
其他养生功效	
预防心脑血管疾病	松子中含有丰富的不饱和脂肪酸，具有降低血脂、软化血管、预防心血管疾病的作用。
美容养颜	松子富含维生素E，可以有效地软化血管、延缓衰老，是女士美容养颜的理想食物。
强身健体	松子中含有大量的不饱和脂肪酸，常食松子，可以强身健体。

🔍 **满分食用方法**

➡ 松子不仅可以作为菜肴的原料，还可以与其他材料配合制成茶饮，香气浓郁，口感较好，营养丰富。松子除食用外，可做糖果、糕点辅料，还可作为植物油的替代品。

🔍 **健康小提示**

➡ 松子存放时间过长会产生"油哈喇"味，不宜食用。散装的松子最好放在密封的容器内，以防油脂氧化变质。

😊 **这样搭配最健康**

松子 + 牛肉 = 防治动脉硬化

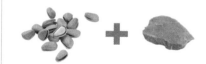

松子中富含维生素E，牛肉中富含维生素B$_2$，两者同食可以防治动脉硬化，消除疲劳。

😞 **这样搭配易生病**

松子 + 酒 = 形成脂肪肝

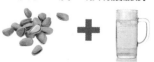

松子中含有大量脂肪，与酒中的乙醇同食，会使脂肪蓄积在肝脏中，形成脂肪肝。

松子 + 芒果 = 防老抗癌

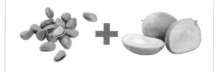

松子中富含维生素E，芒果中富含胡萝卜素，两者同食可以防老抗衰。

宜
- 老年体弱、腰痛、便秘、眩晕、生长发育中的小儿宜吃
- 食欲不振、疲劳感强、遗精、盗汗、多梦、体虚者宜吃

忌
- 脾虚有腹泻症状的人最好不要吃
- 减肥的人要少吃
- 胆功能严重不良的人要少吃

优选食谱推荐

松子杏仁豆浆

润肤养颜　益肾增智

材料 黄豆70克，甜杏仁10克，松子5克。

做法
1. 将黄豆放入水中浸泡8小时。
2. 将糯米、杏仁、松子洗净放入豆浆机中加水搅拌。
3. 豆浆榨好后过滤即可饮用。

美味加分小妙招
有的松子仁放太久不但颜色变黄，还有虫蛀而产生碎末，因此买的时候要注意选择，颗粒完整且色泽白一点的才新鲜。

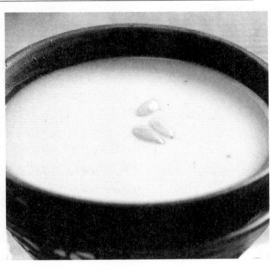

松子芝麻糯米豆浆

防止动脉硬化　滋润皮肤

材料 黄豆70克，糯米50克，芝麻10克，松子5克。

做法
1. 将黄豆放入水中浸泡8小时。
2. 将糯米、芝麻、松子洗净放入豆浆机中加水搅拌。
3. 豆浆榨好后过滤即可饮用。

美味加分小妙招
松子烤过以后再用来制作豆浆，会比较香。

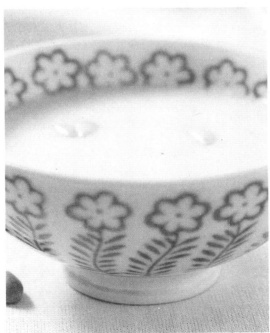

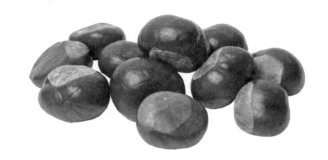

板栗

健脾养胃
补肾强筋

推荐用量： 每餐宜吃40克
绿色食材应季吃： 9～10月

对肝肾的好处	
板栗性温味甘，有补肾壮腰之功。板栗富含蛋白质、脂肪、碳水化合物、钙、磷、铁、锌、多种维生素等营养成分，有健脾养胃、补肾强筋、活血止血之功效。	
其他养生功效	
抗高血压、冠心病、骨质疏松和动脉硬化	板栗中所含的不饱和脂肪酸和各种维生素，有抗高血压、冠心病、骨质疏松和动脉硬化的功效。
延缓衰老	栗子中含有丰富的维生素C，能够维持牙齿、骨骼、血管肌肉的正常功用，可以延缓人体衰老，是老年人理想的保健果品。
调治口腔溃疡	板栗中含有丰富的维生素B$_2$，常吃对小儿口舌生疮和成人口腔溃疡有益。
延缓衰老	栗子中含有丰富的维生素C，能够维持牙齿、骨骼、血管肌肉的正常功用，可以延缓人体衰老，是老年人理想的保健果品。

满分食用方法

➡ 板栗生食、炒食皆宜，板栗还可以制成栗干、栗粉、栗酱、栗浆、糕点、罐头等食品。板栗可入药，能健脾益气、消除湿热，属于健胃补肾、延年益寿的上等果品。正常人每日早晚可各吃生板栗三四枚，把栗子放在口中细细嚼碎，一点点咽下去，能使保健效果最大化。

健康小提示

➡ 由于板栗不容易消化，不能一次性食用过量，吃多了会引起腹胀。由于板栗的淀粉含量较多，若吃饭后再吃很多，会摄入过多的热量，想要减肥的人不要饭后吃太多。

☺ 这样搭配最健康

板栗 + 柚子 = 预防感冒

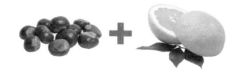

板栗 + 玉米 = 帮助消化

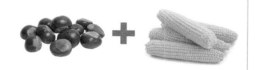

板栗与维生素C含量高的柚子一起食用，有助于预防感冒，防治牙龈出血，帮助伤口愈合。

板栗与富含膳食纤维的玉米一起食用，能促进肠胃蠕动，帮助消化。

☹ 这样搭配易生病

板栗 + 黄豆 = 腹泻、腹胀

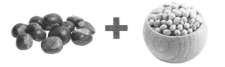

板栗和黄豆都含有大量的钾，一起吃容易引发腹胀、腹泻、胃肠痉挛和心律不齐。

人群宜忌

宜
- 肾虚腰痛者、孕妇宜食
- 高血压、冠心病、动脉硬化、骨质疏松者宜食

忌
- 小孩与便秘的人不宜多吃
- 产后女性不宜食用
- 糖尿病人不宜食用太多

优选食谱推荐

燕麦栗子糊
增强体质　营养身体

材料 生燕麦片20克，黄豆、栗子各30克。

调料 白糖适量。

做法
1. 生燕麦片用清水洗净；黄豆洗净，用清水浸泡6~8小时；栗子去壳，取肉切碎。
2. 将以上食材全部倒入豆浆机中，加水至上、下水位线之间，按下"米糊"键。
3. 豆浆机提示米糊煮好后，加入白糖，即可食用。

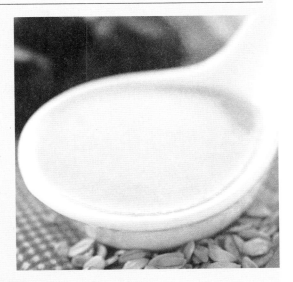

栗子豆浆
养胃健脾　补肾强筋

材料 栗子、黄豆各50克。

调料 白糖适量。

做法
1. 黄豆洗净，用清水浸泡6~8小时；栗子去壳，取肉，切成小碎块。
2. 将以上食材全部倒入豆浆机中，加水至上、下水位线之间，按下"豆浆"键。
3. 待豆浆机提示豆浆做好后，倒出过滤，再加入适量的白糖，即可饮用。

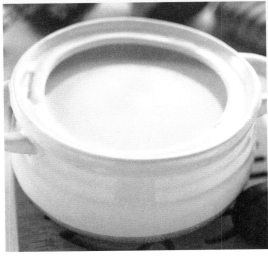

核桃

补肾固精
补肺止喘

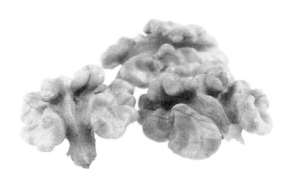

推荐用量： 每餐宜吃20克
绿色食材应季吃： 8~9月

对肝肾的好处
核桃味甘、性温，入肾、肺、大肠经，可补肾、固精强腰、润肠通便。

其他养生功效	
补脑益智	核桃中的磷脂对脑神经有极好的保健作用；核桃含有的蛋白质及不饱和脂肪酸，是大脑组织细胞代谢的重要物质，能滋养脑细胞，增强脑功能。
长寿美容	核桃仁中含有丰富的维生素E，维生素E可使细胞免受自由基的氧化损害而有益健康延寿；维生素E还有润肌肤、乌须发的作用，可以令皮肤滋润光滑，富于弹性。

满分食用方法

➡ 核桃既可以生食、炒食，也可以榨油、配制糕点、糖果等。

健康小提示

➡ 核桃仁表面的褐色薄皮含有特殊的营养成分，吃核桃时最好不要把它剥掉。

☺ 这样搭配最健康

核桃 + 黑芝麻 = 益智抗衰

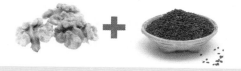

核桃和黑芝麻都有很好的补脑和延缓衰老作用，两者合用可增加智力，补充体力。

核桃 + 南瓜 = 消除疲劳

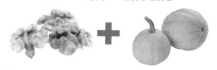

富含维生素E的核桃和含有维生素B_2的南瓜一起食用，有助于消除疲劳，预防动脉硬化。

☹ 这样搭配易生病

核桃 + 铁剂、钙剂 = 降低药效

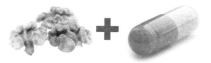

核桃仁中含有鞣酸，与铁剂及钙剂结合会降低药效。

核桃 + 茶 = 刺激胃

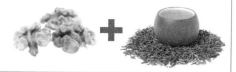

含有铁质的核桃与含有单宁酸的茶一起食用，会对胃造成刺激，并不利于铁的吸收，肠胃功能差的人不宜这样搭配。

宜 ◎ 肾虚喘嗽、腰痛者宜食

忌 ◎ 正在上火、腹泻的人不宜吃
◎ 有感冒伤风者，不宜食用

优选食谱推荐

核桃柑橘豆浆
健胃润肺　补血安神

材料 黄豆100克，核桃仁50克，柑橘1个。

做法

1. 提前8小时将黄豆浸泡好。
2. 将柑橘去皮，去核。将核桃仁碾碎。
3. 将所有食材一起放入豆浆机内，加水，开机搅拌煮熟后即可饮用。

美味加分小妙招
将核桃仁提前浸泡去掉外膜，可以使成品后的豆浆口感上更细更香醇。

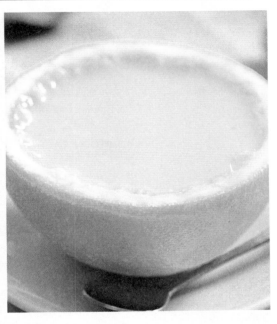

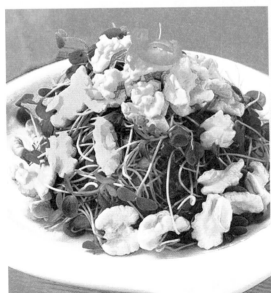

豆苗核桃仁
健身益智　补虚益气

材料 核桃100克，豌豆苗50克。
调料 盐、鸡粉、橄榄油各适量。

做法

1. 将豌豆苗去根部洗净，沥干；核桃仁泡在温开水里去表皮。
2. 将核桃仁入锅煮3~5分钟去涩味。
3. 将核桃仁和豌豆苗放入容器中加橄榄油、盐、鸡粉充分拌均即可。

美味加分小妙招
核桃仁去表皮的最简便方法是将核桃肉放在加了盐的开水中浸泡，随后用竹签剔除。

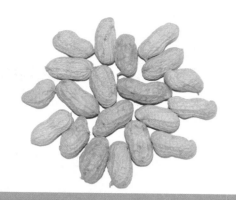

花生

舒缓脾胃
补肾益气

推荐用量： 每餐宜吃20克
绿色食材应季吃： 9 ~ 10月

对肝肾的好处	
花生中含有丰富的脂肪、卵磷脂、维生素A、B族维生素、维生素E，以及钙、磷、铁等元素，经常食用可以起到滋补益肾的作用。	
其他养生功效	
降低胆固醇	花生油中含有大量的亚油酸，可使人体内胆固醇分解为胆汁酸排出体外，避免胆固醇在体内沉积，减少多种心脑血管疾病的发生率。
延缓人体衰老	花生中的锌元素含量普遍高于其他油料作物。锌能促进儿童大脑发育，有增强大脑的记忆功能，可激活中老年人脑细胞，有效地延缓人体过早衰老，具有抗老化作用。
促进儿童骨骼发育	花生含钙量丰富，可以促进儿童骨骼发育。

满分食用方法

➡ 花生以炖煮食用最好，不但入口熟烂而且口感香润，易于消化。炖煮也能避免花生的营养成分在烹调的过程中遭到破坏。

健康小提示

➡ 油炸花生不宜多吃，油炸会破坏花生的营养，且炸过的花生性质转为燥热，不可多吃。

☺ 这样搭配最健康

花生 + 虾仁 = 强健骨骼

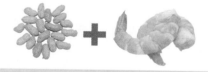

花生与虾仁一起食用，能形成磷酸钙，是牙齿和骨骼强健的重要营养素。

花生 + 奶酪 = 维护神经系统

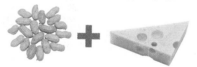

富含维生素的花生搭配富含色氨酸的奶酪一起食用，可促进人体合成烟碱素，能帮助皮肤生成，维护神经系统。

花生 + 银鱼 = 增加钙吸收

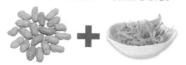

花生富含维生素K，而银鱼富含钙，一起食用能强化人体对钙的吸收，有助于骨骼生长。

花生 + 猪瘦肉 = 补血

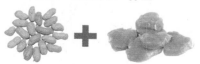

花生的红衣有补血作用，与含铁的猪瘦肉一起食用，可以补血养颜、消除疲劳。

☹ 这样搭配易生病

花生 + 牛油 = 消化不良

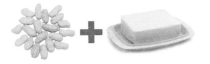

花生和牛油一起食用会干扰蛋白质的消化，造成消化不良。

人群宜忌

宜
- ○ 产后缺少乳汁者宜食

忌
- ○ 幼儿不适合吃得太多以免气滞
- ○ 不适合血栓病患者
- ○ 胆病患者不宜食用

优选食谱推荐

花生米糊

健脾和胃　抗衰老

【材料】大米100克，花生50克。

【调料】白糖适量。

【做法】
1. 大米、花生仁洗净，用清水浸泡3小时。
2. 将大米、花生仁倒入豆浆机，加水至上下水位线之间，按选择键。
3. 倒出米糊，加白糖拌匀即可。

【美味加分小妙招】
花生外衣有补血作用，不要去皮。

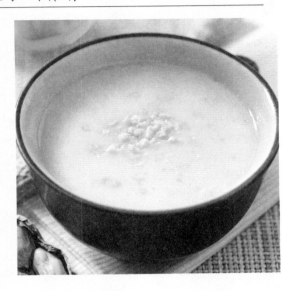

老醋花生

开胃降压

【材料】花生米200克，醋、酱油、盐、白糖适量。

【做法】
1. 花生米下锅中略炸。用醋、酱油、盐、白糖调汁。
2. 花生米捞出，调好的汁倒入即可。

【美味加分小妙招】
花生一定要小火炸制，不然的话会糊。调好的汁要等凉了以后再倒入花生里。

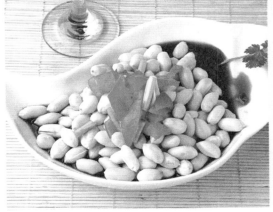

莲子

益肾涩精
养心防癌

推荐用量： 每餐宜吃20克
绿色食材应季吃： 9~10月

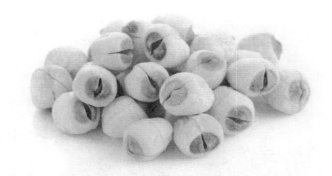

对肝肾的好处	
中医认为莲子性平味甘、涩，入心、肺、肾经。具有补脾、益肺、养心、益肾和固肠等作用	
其他养生功效	
防癌抗癌	莲子含有氧化黄心树宁碱，其对鼻咽癌有很好的抑制作用。
降血压	莲子中含有一种生物碱，即莲子碱结晶，有短暂降血压的作用，若转化为季铵盐则有持久的降血压作用。
强心安神	莲心所含的生物碱具有显著的强心作用，可以辅助治疗心律不齐、心肾不交所引起的心悸等。莲心中还含有莲子碱，可抗癌、抗心律不齐。

满分食用方法

莲子吃法很多，可用来配菜、做羹、炖汤、制馅、做糕点等，还可以与其他药食搭配成茶饮，方便快捷，强身健体。

健康小提示

莲子表皮的颜色，若呈淡嫩绿黄色，表明莲子较嫩；若呈深绿色，则表明莲子已开始变老。吃时应去除莲心，否则会有苦味。

☺ 这样搭配最健康

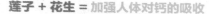

莲子 + 花生 = 加强人体对钙的吸收

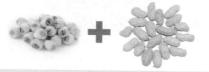

莲子 + 银耳 = 美容养颜　强健骨骼

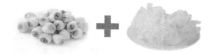

莲子中含有丰富的钙，花生中含有维生素K，两者结合食用，可加强人体对钙的吸收，帮助骨骼生长。

莲子富含钙和磷，银耳除钙磷还富含胶质，两者合用能强健骨骼和牙齿，能润泽肌肤，使肌肤富有弹性。

☹ 这样搭配易生病

莲子 + 牛奶 = 加重便秘

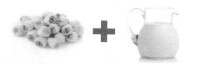

莲子 + 黄豆 = 容易引起腹泻、腹胀

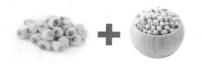

两者同时食用，如果已有大便干燥症状，会加重便秘。

莲子和黄豆都含有很高的钾，两者同食容易引起腹泻、腹胀、肠胃痉挛以及心律不齐。

人群宜忌

宜

- 莲子适宜体质虚弱、脾气虚、心慌、失眠多梦、慢性腹泻、遗精、患癌症者食用。
- 脾肾亏虚的妇女也适宜食用。

忌

- 胃炎、胃溃疡者慎食。
- 大便干结和脘腹胀闷者忌用。

优选食谱推荐

莲子茶

健脾益肾　滋养安神

材料 茶叶10克，莲子30克。

调料 冰糖20克。

做法

1. 将茶用开水冲泡后取汁。
2. 将莲子用温水浸泡2小时后，加冰糖炖烂，倒入茶汁拌匀，即可。

美味加分小妙招

莲子芯虽然有点发苦，但是能败火，制作此茶时最好不要去掉。

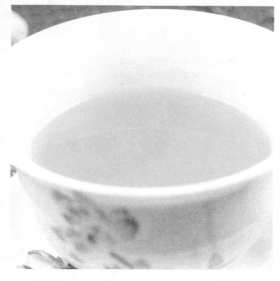

银耳百合莲子绿豆浆

清热去火　静心安神

材料 干银耳10克，莲子30克，百合5克，绿豆50克。

调料 冰糖适量。

做法

1. 提前将绿豆、莲子、百合和银耳泡好洗净。
2. 将莲子剥开，去掉里面的黑色杂质。
3. 将食材放入豆浆机，加入适量清水和冰糖，搅打即可。

美味加分小妙招

绿豆性寒，素体虚寒者不宜多食或久食。如果怕此豆浆太寒凉，可在做的同时加入枸杞或者红枣，营养价值更高。

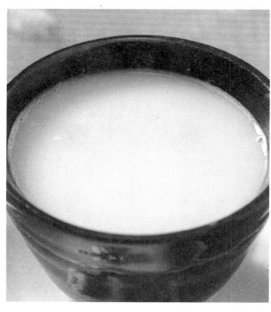

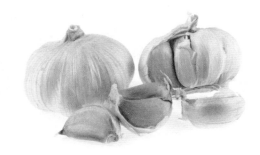

大蒜

健肾补脑 防癌杀菌

推荐用量： 每餐宜吃20克
绿色食材应季吃： 9~10月

对肝肾的好处
大蒜营养丰富，含有蛋白质、钙、磷、铁维生素等营养物质，可有效补充肾脏所需，改善因肾气不足而引发的浑身无力症状，并可促进、刺激雄性激素，使精子数量大增，是补肾不可缺少的食物。

其他养生功效	
抗菌消炎	大蒜中的蒜素具有杀菌消炎的作用。
抗癌	大蒜中的含硫化合物可以避免人体内正常细胞向癌细胞转化。另外，大蒜含的微量元素硒能杀死癌细胞，降低癌症发病率。
抗衰老	大蒜里的某些成份，有类似维生素E与维生素C的抗氧化，可防止衰老。

满分食用方法

➡ 蒜素遇热容易分解，会降低杀菌功效，大蒜最好用来生食，捣碎成泥拌菜。

➡ 蒜有助于糖类与维生素B$_1$的消化吸收，因此，应多和相关食材如土豆、猪肉、全麦制品等搭配食用。

健康小提示

➡ 不要空腹吃蒜，以免刺激肠胃，引发肠胃痉挛、绞痛。

➡ 最好在早晨和中午吃大蒜，因为大蒜在晚间吃更易刺激鼻、咽和胃黏膜。

☺ 这样搭配最健康

蒜 + 猪肉 = 增强体力、帮助脑部发育

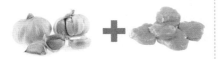

猪肉里富含维生素B$_1$，蒜里面的蒜素能提高维生素B$_1$的吸收率，两者搭配，有助提高脑发育，并增强体力。

蒜 + 黄瓜 = 瘦身、抗老化

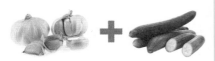

黄瓜含有膳食纤维和维生素C，加蒜凉拌后食用，口感清爽，能瘦身、养颜、抗衰老。

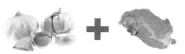
人群宜忌

宜

- 高血压、高脂血症、动脉硬化、糖尿病患者宜食
- 感冒、癌症患者宜食

忌

- 患有胃炎、胃溃疡、十二指肠溃疡、肾炎、心脏病和便秘者不宜多吃
- 头痛、咳嗽、牙疼、身体燥热者不可多吃
- 更年期女性不宜食用
- 患眼疾者为避免刺激，不宜食用

优选食谱推荐

大蒜粥

杀菌健脾　消炎止痢

材料 紫皮大蒜30克，粳米100克，姜丝少许。

调料 盐、植物油各3克。

做法

1. 将大蒜去皮后将蒜放入沸水中煮1分钟捞出备用。
2. 将粳米放入煮蒜的水中煮粥。
3. 粥成再将蒜放入粥内，加入盐、姜丝、植物油，煮2分钟即可。

美味加分小妙招

大蒜烹调不宜过熟，否则降低营养。

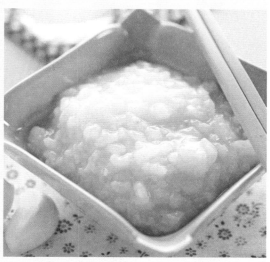

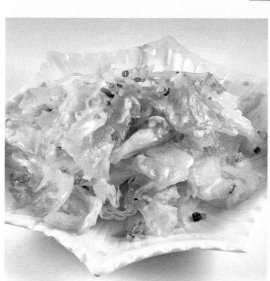

蒜蓉生菜

杀菌消炎　降血糖

材料 生菜250克，蒜10克。

调料 植物油、盐、蚝油、鸡精各适量。

做法

1. 蒜剥皮切成蒜蓉；生菜洗净，沥干，用手撕成小块。
2. 锅中放油，烧至8成热，下部分的蒜蓉呛锅，然后下入生菜，快速翻炒。
3. 加入蚝油继续翻炒，待生菜变的稍软一些，将剩余的蒜蓉全部加入，快熟时加盐、鸡精即可。

美味加分小妙招

生菜不要炒太久，以免影响脆嫩的口感。

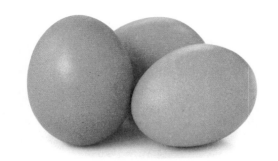

鸡蛋

保护肝脏
美容护肤

推荐用量： 每日宜吃2个

对肝肾的好处	
鸡蛋含有的蛋白质为优质蛋白，对肝脏组织损伤有修复作用；鸡蛋中还富含DHA和卵磷脂、卵黄素，能促进肝细胞再生。	
其他养生功效	
健脑益智	鸡蛋中含有的磷对脑细胞和身体发育有很大的作用，而且含有的胆碱可改善各个年龄组人群的记忆力。
美容养颜	鸡蛋黄中含有一定量的磷脂，进入人体中的磷脂所分离出来的胆碱，具有防止皮肤衰老，使皮肤光滑美艳的作用。鸡蛋中还含有较丰富的铁，铁元素可造血和在血中运输氧和营养物质，让人的颜面红润有光泽。
抗癌	鸡蛋中含有的B族维生素和微量元素，可以分解和氧化人体内的致癌物质，具有防癌作用。

🔎 满分食用方法

➡ 鸡蛋吃法多种多样，就营养的吸收和消化率来讲，煮蛋为100%，炒蛋为97%，嫩炸为98%，老炸为81.1%，开水、牛奶冲蛋为92.5%，生吃为30%～50%。由此看来，煮鸡蛋是最佳的吃法。不过，对幼儿来说，蒸蛋羹、蛋花汤更适合一些，因为这两种做法能使蛋白质松解，易被消化吸收。

🔎 健康小提示

➡ 鸡蛋虽然营养丰富，但含有的钙相对不足，所以，食用鸡蛋时最好搭配牛奶，可起到营养互补的作用。

➡ 煮鸡蛋时最好在水中加少许盐，可以使蛋白凝结更快，并防止蛋白外溢，使鸡蛋中的营养成分保存更完好。

☺ 这样搭配最健康

鸡蛋 + 菠菜 = 提高维生素B₁₂的吸收

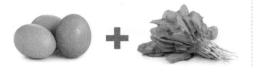

鸡蛋 + 韭菜 = 补肾行气

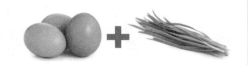

鸡蛋与菠菜都是营养比较丰富的食物，两者搭配食用，可提供丰富的优质蛋白质、矿物质、维生素等多种营养素。孕妇常吃可预防贫血。

鸡蛋与韭菜搭配，可以起到补肾、行气、止痛的作用，对阳痿、尿频、肾虚、痔疮及胃痛有一定的疗效。

鸡蛋 + 豆浆 = 降低营养价值

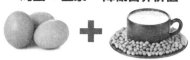

豆浆中含有胰蛋白酶，与蛋清中的卵清蛋白相结合，会造成营养成分的损失，降低二者的营养价值。

人群宜忌

宜
- 发育期婴幼儿、孕妇、产妇、病人宜食
- 体质虚弱、营养不良、贫血者宜食

忌
- 患高热、腹泻、肝炎、肾炎、胆囊炎、石症之人忌食
- 老年高血压、高脂血症、冠心病人，宜少食

优选食谱推荐

丝瓜鸡蛋

清热消毒　消暑利肿

材料 丝瓜1根，鸡蛋2个，大葱少许。

调料 盐、鸡精适量。

做法

1. 丝瓜去皮，切斜片；鸡蛋磕入碗中，打散；大葱洗净切片。
2. 锅中放油置火上，放入鸡蛋炒熟，盛出备用。
3. 用大葱炝锅，放入丝瓜片，炒至丝瓜透明，放入鸡蛋炒匀，放盐和鸡精调味即可。

美味加分小妙招

炒鸡蛋时，一定要等油热。

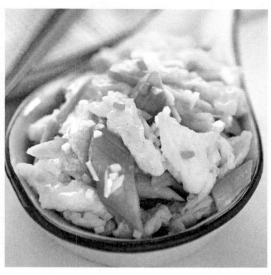

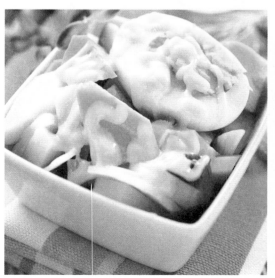

土豆鸡蛋沙拉

强身益肾　提高智力

材料 土豆 2个，红萝卜2条，黄瓜1条，鸡蛋2个，火腿1根。

调料 酱、芥末各适量。

做法

1. 鸡蛋煮熟，蛋白切丁，蛋黄碾成末，土豆煮熟去皮切丁；胡萝卜洗净煮熟切丁；黄瓜、火腿都切丁。
2. 将火腿丁、黄瓜丁、胡萝卜丁、土豆丁、蛋白、蛋黄末都倒在大碗中，加两勺酱和少量芥末，拌匀即可。

美味加分小妙招

红萝卜可以不煮，生的加进材料中。

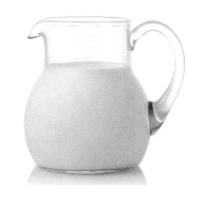

牛奶

镇定安神
美容养颜

推荐用量： 每餐宜吃250毫升。

对肝肾的好处	
牛奶中含有大量的蛋白质、脂肪、维生素及矿物质元素，多喝牛奶可以促进受损肝细胞的修复和再生。	
其他养生功效	
抑制肿瘤	牛奶及其奶制品中均含CLA，这种物质能有效破坏人体内可致癌的自由基，抵御致癌物质侵入。
美容养颜	牛奶中的乳清可消除面部皱纹。牛奶还可为皮肤提供能形成肌肤保护层的封闭性油脂，保持皮肤水嫩。牛奶中所含的铁、铜和维生素A能润泽肌肤，使皮肤白皙、光滑及增加弹性。
促进幼儿大脑发育	牛奶含有幼儿成长发育所必需的全部营养素；磷可促进幼儿大脑发育；维生素B_2可提高视力；钙可增强骨骼强度。
安神促眠	牛奶中含有促进睡眠的五羟色胺，可使人有一种镇定感，故晚间临睡前喝一杯牛奶后会起到安神促眠作用。

满分食用方法

➡ 牛奶一般直接喝，但不要喝冷生奶，因为冷牛奶会影响肠胃运动机能，引起轻度腹泻，使牛奶中的营养成分多数不能被人体吸收利用。

健康小提示

➡ 有些人会在煮米粥时加入牛奶。这种做法极不科学。牛奶中含有维生素A，而米粥中所含的淀粉富含脂肪氧化酶，对牛奶中的维生素会起到一定的破坏作用。

☺ 这样搭配最健康

牛奶 + 红枣 = 补血、开胃

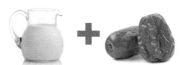

红枣与牛奶一起食用，不但能补血安神，还能健脾开胃，非常适合。

牛奶 + 红薯 = 强健心脏

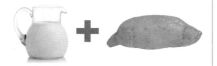

红薯含有膳食纤维，与含有牛磺酸的牛奶一起食用，有强化心脏和肝脏的功能、预防动脉硬化。

人群宜忌

宜	➡ 营养不良、缺钙、易怒、失眠者以及少儿和老年人
忌	➡ 脾胃虚寒、缺铁性贫血、胆囊炎、乳糖酸缺乏症、胰腺炎患者

优选食谱推荐

燕麦牛奶粥

养心安神　补虚养血

材料 麦片90克，牛奶150毫升。

调料 白糖90克。

做法

1. 麦片加适量清水浸泡30分钟以上。
2. 锅置火上，倒入麦片汤，用小火煮20分钟左右，加入牛奶，拌匀，煮15分钟，加入白糖搅匀即可。
3. 也可以直接把纯牛奶煮10分钟后，再把麦片倒进碗里，然后把牛奶倒进麦片里，在拌匀即可。

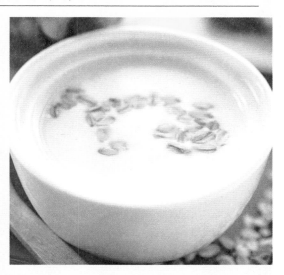

香蕉奶昔

清热润肠　生津润燥

材料 香蕉2根，牛奶250毫升。

调料 蜂蜜适量。

做法

1. 香蕉去皮切小块，放入搅拌机中，加入牛奶和蜂蜜。
2. 搅拌1分钟左右即可，可根据个人口味加冰块食用。

美味加分小妙招

香蕉要买熟的，生香蕉会有涩味，味道会比较明显。

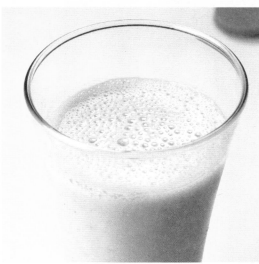

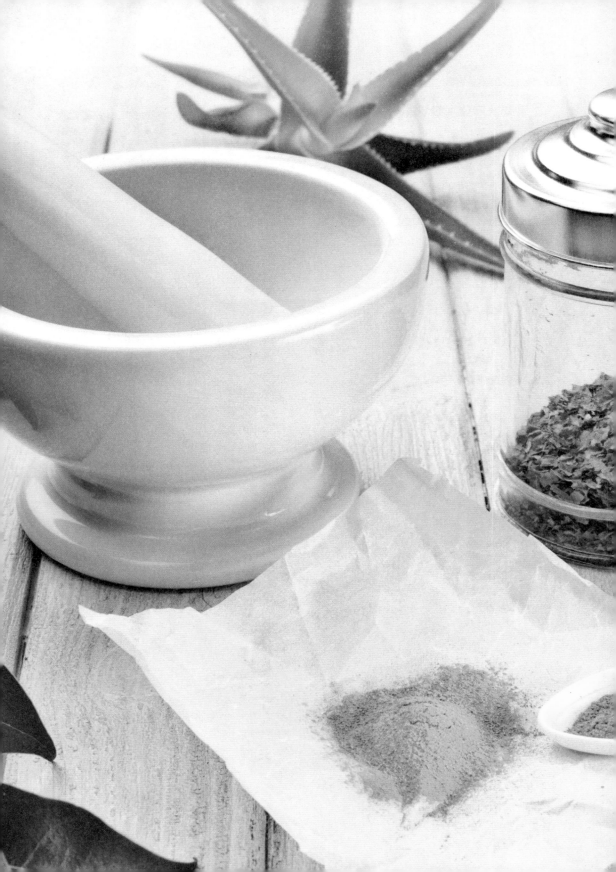

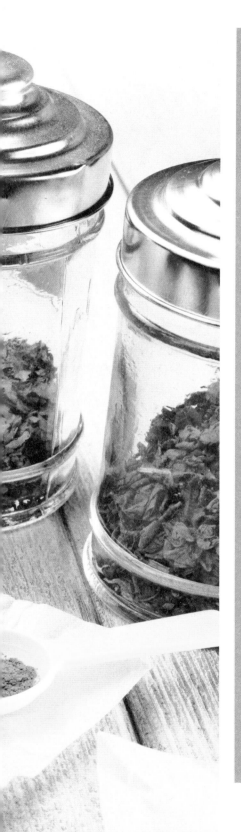

第二章

对肝肾有益的中草药

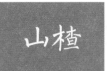

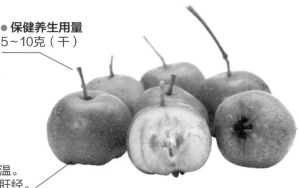

对肝有好处的中草药

山楂

健胃消脂 补益肝脏

● **保健养生用量**
5~10克（干）

● **性味归经**
酸、甘，微温。
归脾、胃、肝经。

⊙ 对肝肾的益处
山楂中含有熊果酸，能降低动物脂肪在血管壁的沉积，脂肪肝或是肥胖者多吃一些山楂可起到消食去脂的作用，是很好的保肝消脂食品。

♡ 适用人群
积食、消化不良的人；高血压、高脂血症、肥胖症、脂肪肝患者等。

♥ 养生功效大索检
消食、降脂、降压： 山楂味酸，入胃可刺激胃部蠕动，帮助消化；山楂能降低人体内血清胆固醇及甘油三酯的含量，从而有效防治动脉粥样硬化、高脂血症；山楂中含有的总黄酮有扩张血管和持久降压的作用，起到预防高血压的作用。

防癌抗癌： 山楂中含有一种叫牡荆素的物质，具有防癌抗癌的作用。

⊗ 禁忌人群
有胃病、胃溃疡者不建议使用。因为此类病症常有胃酸分泌过多的问题，会腐蚀胃黏膜，故不适合吃山楂。
孕妇慎用，山楂能加强子宫的收缩，引发流产。

常用家庭养生方

山楂汤

消食散瘀

材料 干山楂10~15克。

做法 将山楂洗净备用。将砂锅洗净，加适量清水，把备好的山楂放入砂锅内，用大火煮开，再转入小火慢煎。

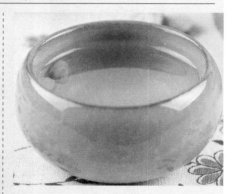

山楂枸杞养生茶

益睛明目 溶脂消食

材料 山楂30克，枸杞50克。

做法 二者洗净加热开水冲泡，每日当茶饮用即可。

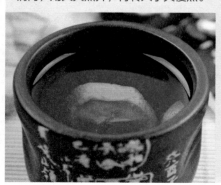

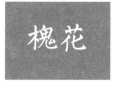

槐花

清肝降火
明目除烦

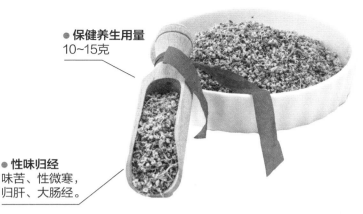

● **保健养生用量**
10~15克

● **性味归经**
味苦、性微寒，
归肝、大肠经。

对肝肾的益处
槐花有清肝疏风，降火明目，止渴除烦的功效，对于肝热上火者有很好清热去火的作用。

适用人群
适合便秘、发热、发炎、痔血、血痢、崩漏、衄血、肝热目赤、头痛眩晕的人食用。

养生功效大索检
凉血止血：槐花常被用于出血属于血热的病症，治疗下部出血如便血、尿血、痔血，配合仙鹤草、白茅根治疗上部出血，如咯血、衄血等。

降压作用：槐花所含的芦丁是具有增强毛细血管抵抗力的维生素，可增强血管壁弹性，提高毛细血管的韧性，有降压作用。

禁忌人群
槐花性寒凉，阳气不足、脾胃虚寒者慎食。

常用家庭养生方

槐花山楂饮

降脂降压

材料	山楂35克，荷叶20克，槐花10克。
调料	白糖5克。
做法	把所有食材一起清水煎煮，加入白糖即可。

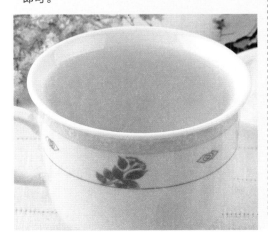

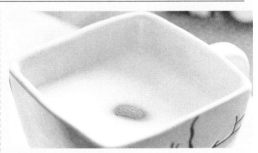

杏仁槐花豆浆

清肝泻火

| 材料 | 黄豆50克，杏仁20克，槐花10克。 |
| 调料 | 蜂蜜适量。 |

做法

1. 将黄豆、杏仁洗干净泡发备用；槐花洗净备用。
2. 将泡发的黄豆、杏仁和槐花放入豆浆机，加水榨制。
3. 滤出豆浆，加蜂蜜拌匀饮用。

决明子

补肝明目
润肠通便

● 保健养生用量
4~6克

● 性味归经
甘、苦、咸、微寒。
归肝、大肠经。

⊕ 对肝肾的益处

决明子含有多种维生素和丰富的碳水化合物等。实验发现，决明子的甲醇提取物有显著的护肝作用。

○ 适用人群

适合胃肾虚、便秘、肥胖者、长期从事电脑工作者。适合高血压、高血脂症、白内障患者。

○ 养生功效大索检

降脂： 决明子中含有芦荟大黄素、大黄素等，

这些成分与促进肠管运动、抑制胆固醇吸收有关。另外，研究发现决明子还能抑制血胆固醇升高和动脉粥样硬化斑块形成。

✗ 禁忌人群

脾胃虚寒、脾虚泄泻及低血压等患者不宜服用。决明子性微寒，容易拉肚子、腹泻、胃痛的人，不宜饮用此茶。孕妇忌服，气血不足者也不宜服用。

常用家庭养生方

菊花决明子茶

养肝明目 通便益肾

`材料` 决明子15克，红枣15颗，红糖10克，菊花10克。

`做法`

1. 红枣洗净，切开去除枣核；决明子、菊花各自洗净，沥水，备用。
2. 红枣、决明子与菊花先加水800毫升，以大火煮开后转小火再煮15分钟。加入红糖即可。

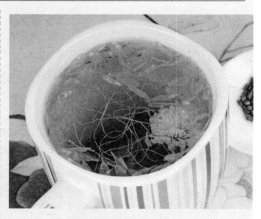

玉米须决明子菊花茶

清肝明目 消食化滞

`材料` 干菊花5克，决明子15克，玉米须5克。

`做法` 干菊花、决明子、玉米须洗净除去杂质后放入茶壶中，冲入刚烧好的开水，浸泡1小时后即可当茶饮。

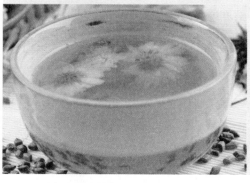

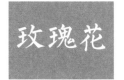

玫瑰花

**疏肝解郁
活血散淤**

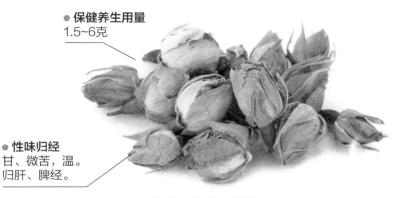

● **保健养生用量**
1.5~6克

● **性味归经**
甘、微苦，温。
归肝、脾经。

⊕ 对肝肾的益处

玫瑰花中含有丰富的蛋白质、维生素、单宁、胡萝卜、香叶醇等，常食玫瑰花可清热解渴，理气活血、疏肝解郁，促进胆汁等功效。

◐ 适用人群

适宜胸膈满闷，胃脘、胁肋、乳房胀痛，月经不调，赤白带下，泄泻痢疾，跌打损伤，风痹，痈肿等患者食用。

◑ 养生功效大索检

缓解更年期综合征： 玫瑰花可以有效促进血液循环，改善体内激素失调，对于生理失调、更年期激素分泌不足有调理作用。

美容养颜： 玫瑰花能有效清除自由基，消除色素沉着，令人焕发青春光彩。

✖ 禁忌人群

孕妇应避免服用玫瑰花茶。

常用家庭养生方

玫瑰花豆浆

润肤美容　清肝润燥

【材料】 干玫瑰花10朵，黄豆50克。

【调料】 冰糖20克。

【做法】

1. 黄豆用清水洗净泡发，玫瑰花去蒂洗净。
2. 将上述食材放入豆浆机，加水至上下水位线之间，煮至豆浆机提示豆浆做好。
3. 滤出豆浆，加冰糖拌匀饮用即可。

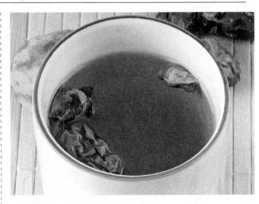

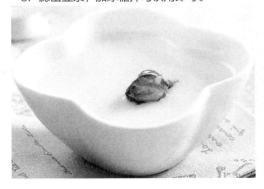

人参玫瑰益寿茶

延缓衰老　提振精神

【材料】 玫瑰10克，人参5克。

【做法】

1. 人参洗干净，切成片状。
2. 将人参与玫瑰一起放入杯中，以沸水冲泡，10分钟后即可饮用。

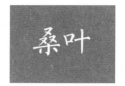

桑叶

补肝明目
清除肝毒

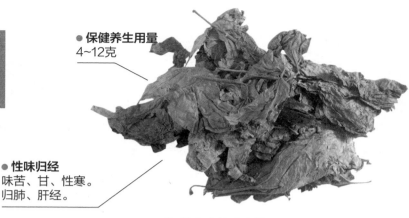

- **保健养生用量**
  4~12克

- **性味归经**
  味苦、甘、性寒。
  归肺、肝经。

⊕ 对肝肾的益处
桑叶富含稀有元素有机硒、锗，是天然的强抗氧化剂，可清除体内自由基，帮助清除肝肾中的毒素。

♡ 适用人群
适宜风热感冒、发热、咳嗽、头昏、目赤、眩晕、血热吐血者食用。

⊙ 养生功效大索检
抗癌防癌：桑叶能预防癌细胞生成，提高人体免疫力，这是因为桑叶还有DNJ、类黄酮、桑素、γ-氨基丁酸，能抑制染色体突变和基因突变。
降糖降脂：桑叶中富含桑叶多糖，具有显著的降血糖和抑制血脂升高的作用。

✖ 禁忌人群
严谨过量服用，否则会中毒。经期妇女及孕妇不宜使用。

常用家庭养生方

桑菊香豉茶

补血调经　清利兴目

材料 桑叶、菊花、香豉、梨皮各6克。

做法 将桑叶、菊花、香豉、梨皮共加水煎汤，取汁，代茶饮用。

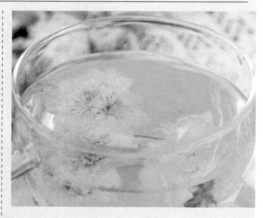

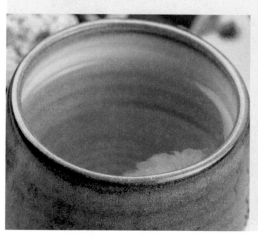

桑菊茶

清肝明目　散热清肺

材料 桑叶10克，菊花4朵，甘草3克，白糖适量。

做法 将桑叶、白菊花、甘草放入锅中稍煮，然后去渣叶，加入少量白糖即成。

菊花

**平肝除燥
解毒驱风**

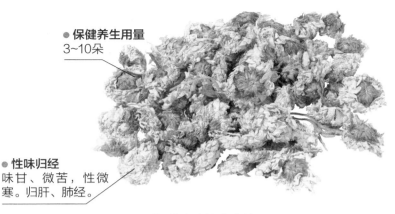

● **保健养生用量**
3~10朵

● **性味归经**
味甘、微苦，性微寒。归肝、肺经。

对肝肾的益处

菊花有驱风散热、平肝明目、清热解毒的功效，对于肝阳上火所引起的外感风热、发热头痛及目赤肿痛等症有很好疗效。

适用人群

适宜头昏脑涨、目赤肿痛、嗓子疼、肝火旺以及高血压的人食用。

养生功效大索检

抗衰老： 菊花含有的类黄酮物质对自由基有很强的清除作用，在抗氧化、防衰老等方面成效卓越。

降血压： 菊花中含有挥发油、菊甙、腺嘌呤、氨基酸、胆碱、水苏碱、小叶碱、黄酮类等物质，可抗病原体、降血压、消除癌细胞、扩张冠状动脉和抑菌，适合中老年人和高血压患者食用。

禁忌人群

气虚胃寒，泄泻者禁用。

常用家庭养生方

金银花菊花茶

益精明目　疏风清热

材料 金银花30克，白菊花10克，绿豆50克。

做法

1. 将金银花、白菊花拣杂，洗净，同放人沙锅，加水浸泡片刻，煎煮15分钟，过滤去渣，取汁，备用。

2. 将绿豆择洗干净，放人沙锅，加水足量，大火煮沸，改用小火煨煮1小时，待绿豆熟烂时调人金银花菊花煎汁，拌匀，再煮沸即成。

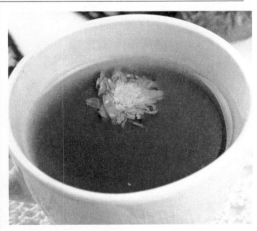

红枣菊花茶

补血　强健脾胃

材料 枸杞少许，红枣7粒，菊花少许。

调料 冰糖适量。

做法 枸杞、红枣、菊花放漏网中小心冲洗干净，用沸水冲泡即可。

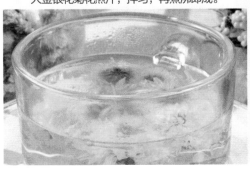

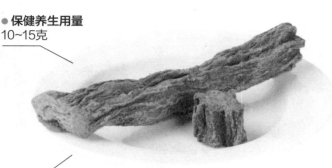

锁阳

滋阴补阳

● 保健养生用量
10~15克

● 性味归经
味甘性温。
归肝、肾经。

对肾有益的中草药

⊕ 对肝肾的益处

锁阳含有锁阳含花色甙、三萜皂甙、门冬氨酸、脯氨酸等，具有补肾益精作用，常用于下元不足引起的遗精、阳痿及精少、精稀等症。

◎ 养生功效大索检

提高免疫力：锁阳醇提取物给阳虚小鼠灌胃，可以恢复阳虚小鼠吞噬细胞的能力，提高阳虚小鼠的脾脏淋巴细胞转化功能。

♡ 适用人群

适宜尿频便秘、失眠脱发、哮喘、瘘弱早泄、免疫力低下者食用。

✕ 禁忌人群

阴虚火旺阳事易举，脾虚泄泻及实热便秘者。

常用家庭养生方

锁阳桑葚茶

补肾壮阳　益肾精

`材料` 锁阳15克，桑葚15克，蜂蜜10克。

`做法` 锁阳、桑葚捣碎，放入杯中，加开水冲泡，焖15分钟。调入蜂蜜。频频饮用。

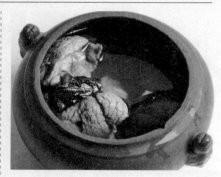

锁阳羊肉汤

适用于各种阳虚证

`材料` 羊肉150克，鹿茸片8克，川芎12克，锁阳15克，红枣6粒。

`做法`

1. 羊肉洗净，焯水，切块；川芎、锁阳、红枣（去核）分别用清水洗净。
2. 将备用料一齐放入砂煲内，加清水适量，武火煮沸后，改用文火煲3小时，去渣调味，食肉饮汤。

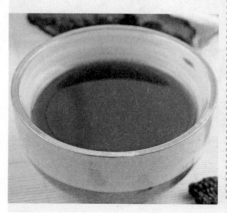

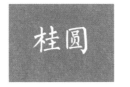

桂圆

补肾温阳

● **保健养生用量**
15~30克

● **性味归经**
性温，味甘。
归心、脾经。

😊 对肝肾的益处
桂圆性热，富含多种营养成分，尤其是铁元素和维生素C等，具有壮阳益气、补血益肝的作用。肝虚贫血者可以吃桂圆。

◐ 适用人群
适合心慌、头晕失眠者、年老气血不足、产后妇女体虚乏力、营养不良引起的贫血患者食用。

◐ 养生功效大素检
补血安神：桂圆含有非常丰富的铁质。除此之外还含有大量丰富的维生素A及葡萄糖、蔗糖等，具有很好的益心脾、补气血、安神的的功效。

抑制子宫肌瘤：桂圆对子宫癌细胞的抑制率超过90%，妇女更年期是妇科肿瘤好发的阶段，适当吃些桂圆有利健康。

恢复体力：桂圆有补益作用，对病后需要调养及体质虚弱的人有辅助疗效。

❌ 禁忌人群
内有痰火及湿滞停饮者忌服。

常用家庭养生方

红枣桂圆小米豆浆

益精明目　疏风清热

材料 小米1杯，桂圆肉10粒，金丝小枣1小把。

做法
1. 小米、桂圆肉、红枣洗净去核，清水泡透。
2. 小米连同泡米的水一起倒入豆浆机，桂圆肉连同泡桂圆的水一起倒进豆浆机，加入去核的红枣，同时加水到豆浆机上下水位之间。
3. 选择"豆浆"功能，按下，稍等片刻，待提示完成即可。

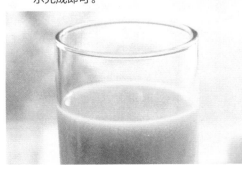

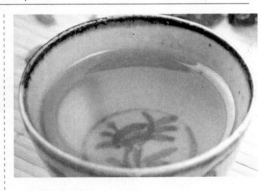

桂圆茶

补血调经　益脾开胃

材料 桂圆肉250克。

做法
1. 桂圆肉剥散，放入锅中，加800~1000毫升水。
2. 待煮开后转小火续煮至桂圆的色香味都释出即可。

熟地黄

生精益髓

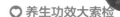

● **保健养生用量**
15~25克

● **性味归经**
味甘；性温。
归肝、肾经。

⊕ 对肝肾的益处

熟地性微温，味甘，归肝、肾经，质润入肾，善滋补肾阴，填精益髓，为补肾阴之要药。古人谓之"大补五脏真阴""大补真水"。常与山药、山茱萸等同用，治疗肝肾阴虚、腰膝酸软、遗精、盗汗、耳鸣、耳聋及消渴等，可补肝肾，益精髓。

♡ 适用人群

适宜肝肾阴虚、血虚、面色萎黄、眩晕心悸、失眠者食用。

♡ 养生功效大索检

降血压降血脂： 熟地黄中含有的谷甾醇、甘露醇、梓醇、地黄素、糖类、甙类等，能抑制脂质过氧化，对降血压、降血脂、抑制血栓形成、改善心肌缺血有作用。

抗癌： 熟地黄能维持机体稳定，诱导人体内的免疫细胞增殖，增强其对肿瘤细胞的杀伤能力，具有抗癌作用。

⊗ 禁忌人群

脾胃虚弱，气滞痰多，腹满便溏者忌服。

常用家庭养生方

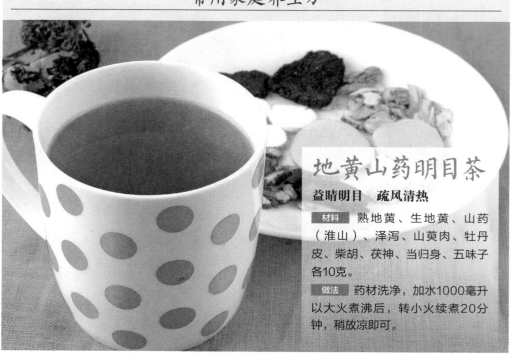

地黄山药明目茶

益睛明目 疏风清热

材料 熟地黄、生地黄、山药（淮山）、泽泻、山茱肉、牡丹皮、柴胡、茯神、当归身、五味子各10克。

做法 药材洗净，加水1000毫升以大火煮沸后，转小火续煮20分钟，稍放凉即可。

肉苁蓉

滋肾气
养命门

● **保健养生用量**
10~30克

● **性味归经**
甘、咸、温。
归肾、大肠经。

● 对肝肾的益处
肉苁蓉含有丰富的生物碱、氨基酸、微量元素、维生素等成分。能补肾阳、益精血，可有效地预防、治疗男子肾虚阳痿、遗精早泄。

● 适用人群
适宜肾阳不足、精血虚亏，阳痿或不孕，腰膝酸软，筋骨无力、肠燥便秘者食用。

● 养生功效大素检
润肠通便：肉苁蓉能显著提高小肠推进速度，缩短通便时间，同时对大肠的水分吸收也有明显的抑制作用，从而促进粪便的排泄。

延缓衰老：肉苁蓉中所含有的苯炳醇糖是延缓衰老的有效成分，对人体垂体、性腺、胸腺等部位的老化均有明显的延缓作用。

● 禁忌人群
心火偏旺、胃弱便溏、实热便结者忌食。

常用家庭养生方

苁蓉炖羊肉

补肾助阳　健脾养胃

材料 核桃、肉苁蓉、桂枝各15克，黑枣6颗，羊肉250克，当归10克，淮山25克，盐适量，姜3片，米酒少许。

做法

1. 羊肉洗净，余烫。
2. 核桃、肉苁蓉、桂枝、当归、淮山、黑枣洗净放入锅中，羊肉置于药材上方，再加入少量米酒以及适量水，水量盖过材料即可。
3. 用大火煮滚后，再转小火炖40分钟，加入姜片及盐调味即可。

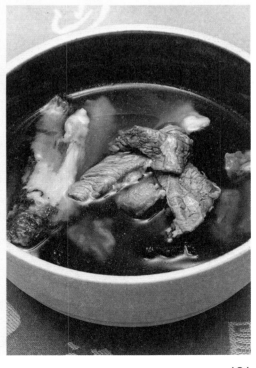

巴戟天

补肾益肝血 去风湿

● 保健养生用量
3~9克

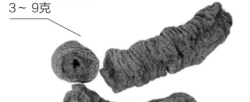

● 性味归经
辛、甘，微温。
归肾、肝经。

⊙ 对肝肾的益处

巴戟天含糖类、黄酮氨基酸、维生素C及锌、锰、铁等。巴戟天具有明显的促进肾上腺皮质激素的作用，能补肾壮阳、益肝血、祛风湿强筋骨。

○ 适用人群

适宜遗精滑泄、肾虚阳痿、少腹冷痛、遗尿失禁，宫寒不孕，腰膝酸痛，风寒湿痹，风湿脚气、身体虚弱、精力差、免疫力低下、易生病者食用。

○ 养生功效大索检

抗抑郁：现代医学研究证明，巴戟天的水提物具有较好的抗抑郁作用，对抑郁症患者有一定效果。

增强免疫力：巴戟天中的营养成分具有抗疲劳作用，能提高人体免疫力。

⊗ 禁忌人群

火旺泄精、阴虚水乏、小便不利、口舌干燥者皆禁用。

常用家庭养生方

巴戟天黑豆鸡汤

滋补肾气

材料 巴戟天15克，黑豆100克，胡椒粒15克，鸡腿1只，盐1小匙。

做法

1. 鸡腿剁块，放入沸水余烫，捞起冲净。
2. 黑豆淘净，和鸡腿、巴戟天、胡椒粒一道入锅，加水至盖过材料。
3. 以大火煮开。转小火续炖40分钟，加盐调味即成。

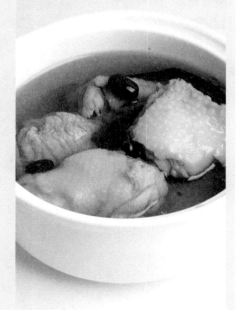

枸杞子

补肾益精
养肝明目

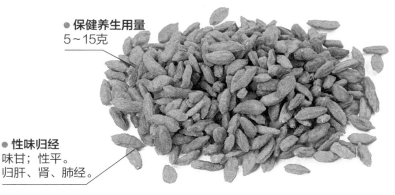

- **保健养生用量**
  5~15克

- **性味归经**
  味甘；性平。
  归肝、肾、肺经。

对肝肾的益处
枸杞含有胡萝卜素、甜菜碱、维生素A、维生素B₁、维生素B₂、维生素C和钙、磷、铁等多种营养物质，具有补虚生精、滋补肝肾的功能。

适用人群
适宜肝肾阴虚的目暗不明，视力减退，须发早白，腰酸耳鸣及阴虚发热等患者食用。

养生功效大搜检
明目作用：枸杞子含有丰富的胡萝卜素、多种维生素、钙、铁等眼睛必需的营养物质，具有很好的明目功效，可用于治疗由肝血不足、肾阴亏虚引起的视物昏化和夜盲症。

增强造血功能：枸杞子有促进造血细胞增殖的作用，可以使白细胞数增多，增强人体的造血功能。

禁忌人群
因为枸杞子温热身体的效果相当较强，正在感冒发热、身体有炎症、腹泻的人慎食。

常用家庭养生方

枸杞菊花茶

益精明目　疏风清热

> **材料**　枸杞子9克，菊花少许。
> **做法**　将枸杞子、菊花洗净，加适量热水冲泡即可。代茶饮，可反复冲泡。

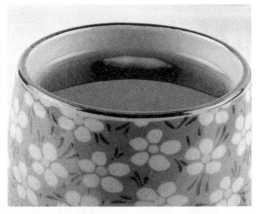

红枣枸杞茶

补血调经

> **材料**　当归3克，枸杞子9克，红枣9克。
> **做法**　将当归、枸杞子、红枣放入锅中，加入500毫升清水，煮10分钟即可。代茶饮，每日2次。

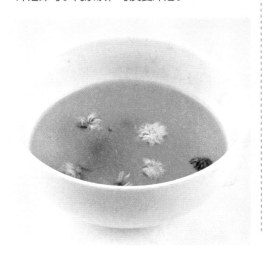

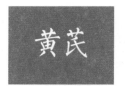

黄芪

生精益髓
补气益肾

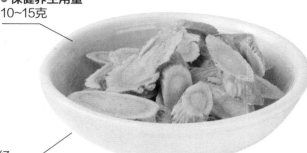

● **保健养生用量**
10~15克

● **性味归经**
味甘；性平。
归肝、肾、肺经。

🔅 对肝肾的益处

黄芪作为补气佳品，在春季生发的季节能够起到一定补肝气的作用。实验研究表明，黄芪能消除实验性肾炎蛋白尿，对肾脏有保护作用。

♡ 适用人群

痢疾、高血压、气血不足、体弱多病的人宜吃。气虚乏力、久泻脱肛、自汗、水肿、疮口久不愈合者宜食。适合慢性肾炎蛋白尿、高血压、高脂血症、糖尿病及动脉硬化者。

◐ 养生功效大索检

抑制细菌： 对志贺氏痢疾杆菌、炭疽杆菌、甲型溶血性链球菌、乙型溶血性链球菌、白喉杆菌、假白喉杆菌、肺炎双球菌、金黄色葡萄球菌、柠檬色葡萄球菌、枯草杆菌等均有抑制作用。

✖ 禁忌人群

表实邪盛、湿阻气滞、肠胃积滞、阴虚阳亢、痈疽初起或溃后热毒尚盛者忌食。急性病、发热、胸闷食滞、胃胀腹胀等患者忌食。

常用家庭养生方

黄芪升麻茶

益精明目　疏风清热

材料　生黄芪30克，升麻、防风各3克，郁李仁10克。

做法

1. 将生黄芪、升麻、防风、郁李仁研为粗末。
2. 置保暖杯中，用沸水适量冲泡，盖闷20分钟。频频代茶饮服。每日1剂。

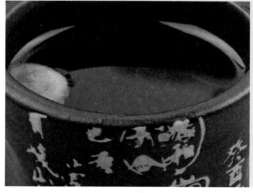

黄芪山药鲫鱼汤

增强机体免疫力

材料　鲫鱼1条，黄芪、山药各15克，姜、葱、盐各适量，米酒10克。

做法

1. 姜洗净、切片；葱洗净，切丝；鲫鱼去除鳞、内脏，清理干净，然后在鱼的两面各划一刀。
2. 将黄芪、山药放入锅中，加入适量水煮沸，再放入调味料和鲫鱼煮至熟。
3. 最后加入盐、米酒，并撒上葱丝即可。

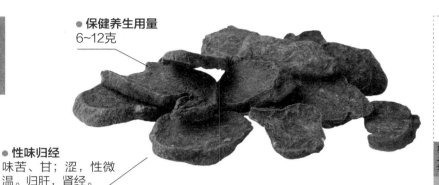

何首乌

**益肝补肾
养血乌发**

● **保健养生用量**
6~12克

● **性味归经**
味苦、甘；涩，性微温。归肝，肾经。

● **对肝肾的益处**
何首乌所含的二苯烯化合物对脂肪肝和肝功能损害等有明显对抗作用。何首乌还有补肾乌发的作用。

○ **适用人群**
肝肾精血不足、腰膝酸软、遗精耳鸣、心悸失眠、须发早白、适合高脂血症、糖尿病、脱发患者。

● **养生功效大索检**
降脂功效： 何首乌含有蒽醌类化合物以及卵磷脂等。蒽醌类化合物有降低甘油三酯、胆固醇的功效，卵磷脂可以抑制肠内胆固醇的吸收。另有研究表明，何首乌还能减轻动脉内膜斑块的形成和脂质沉积。

✕ **禁忌人群**
大便清泄及有湿痰者忌食。

常用家庭养生方

首乌降脂茶

益精明目　疏风清热

材料 丹参20克，何首乌、葛根、寄生、黄精各10克，甘草6克。

做法 以上药一起研为粗末，纳入热水瓶中，用适量沸水冲入浸泡，盖闷约20分钟。频频饮用，于1日内饮尽。

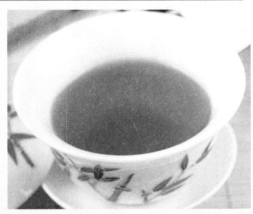

首乌益发茶

补肝肾　乌须发

材料 何首乌20克，黑豆、黑芝麻各30克，冰糖适量。

做法 将上述材料洗净，一齐放入砂锅中，加入适量水，烧开后小火熬1小时左右即可，加冰糖调味。

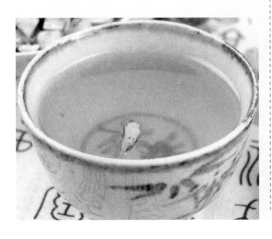

黄精

补肝滋肾

● 保健养生用量
10～20克

● 性味归经
味甘，性平。
归脾、肺、肾经。

⊕ 对肝肾的益处

黄精具有补气养阴，健脾，润肺，益肾的功效，可以治疗肾虚所引起的食少体弱，筋骨不坚，腰膝酸软。

♡ 适用人群

体倦乏力，口干食少，肺虚燥咳，精血不足，糖尿病等症。

♡ 养生功效大索检

降压降糖： 黄精中含有的黄精多糖具有降低血糖的作用；黄精还有一定的降压、预防动脉粥样硬化作用。

杀菌： 黄精对真菌、孢疹病毒、结核杆菌有一定的抑制作用。

✖ 禁忌人群

脾虚有湿，咳嗽痰多及中寒泄泻者均忌用黄精。

常用家庭养生方

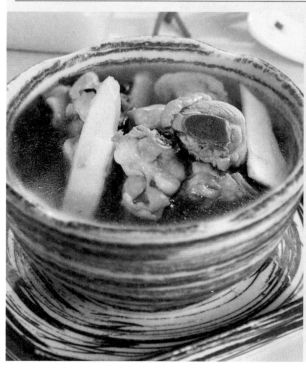

山药黄精炖鸡

对肝肾阴虚所致的卵巢早衰有益

材料 黄精30克，山药100克，鸡肉1000克。

调料 盐4克。

做法

1. 将鸡肉洗净，切块，入沸水中去血水；黄精、山药洗净备用。
2. 把鸡肉、黄精、山药一起放入炖盅，加水适量。
3. 隔水炖熟，下入盐调味即可。

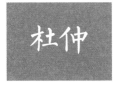

杜仲

补肝肾
益肝肾

● **保健养生用量**
5~15克

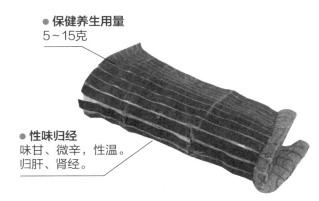

● **性味归经**
味甘、微辛，性温。
归肝、肾经。

🔆 对肝肾的益处

杜仲叶与皮有兴奋垂体、肾上腺皮质系统，持续增强肾上腺皮质功能的作用，有助于改善性功能。对阳痿、遗精及肾气不足有较好效果。

◐ 适用人群

高血压、高脂血症、心脑血管疾病人群。肾虚、体虚乏力、体弱多病、腰膝酸软、免疫力低下人群。失眠多梦，皮肤粗糙、暗淡人群。

◑ 养生功效大索检

抗肿瘤作用：杜仲所含的木脂素、苯丙素及环烯醚萜类化合物有很好的抗癌和抑癌之功效。
美容养颜：杜仲雄花中含有的天然活性成分，可延缓原蛋白质的衰老，加速胶原蛋白质的新陈代谢，提高胶原蛋白质的合成能力，从而防止或推迟皮肤起皱及老化，增加皮肤光泽。

✖ 禁忌人群

阴虚火旺者慎服。

常用家庭养生方

杜仲茶

调节血压　保护心脑

材料　杜仲茶5~15克。
做法　将杜仲以85℃左右开水冲泡，以500毫升水为宜，加盖闷泡5分钟。

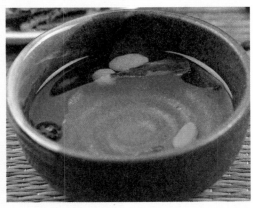

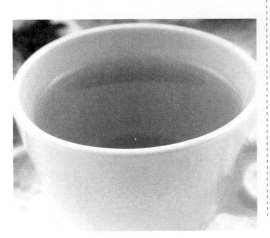

杜仲五味子茶

补肝益肾　强健筋骨

材料　杜仲20克，五味子9克。
做法　上药研为粗末，纳入热水瓶中，用沸水适量冲入浸泡，盖闷15~20分钟。频频饮用，于1日内饮完。

冬虫夏草

益肾补肺

● 保健养生用量
1~2根

● 性味归经
味甘，性平。
归肺、肾经。

⊕ 对肝肾的益处

研究发现：虫草确能提高机体免疫功能，增强抗病能力，对慢性肾炎、肾功能衰竭都有显著疗效。

♡ 适用人群

元气不足、肾虚阳痿、体弱多病、腰膝酸痛、病后虚弱、久咳虚弱者。

♡ 养生功效大索检

滋补身体：《本草从新》记载："味甘性温，秘精益气，专补命门。"现代医学研究证实，其成分含脂肪、精蛋白、精纤维、虫草酸、冬虫草素和维生素B_{12}，滋补作用显著。

⊗ 禁忌人群

哺乳期妇女、感冒发热、脑出血人群。

常用家庭养生方

虫草瘦肉粥

补虚损　益精气

【材料】猪肉（瘦）60克，大米120克，冬虫夏草1克。

【做法】冬虫夏草包在布中，猪肉切成薄片，与大米一同煮粥。

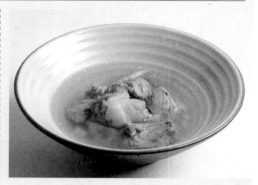

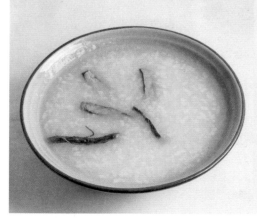

虫草海马汤

补肾助阳　益脾养阴

【材料】羊肉100克，海马18克，冬虫夏草9克，枣（干）20克。

【调料】姜5克，盐3克。

【做法】将海马、冬虫夏草、羊肉、生姜、红枣洗净，放入瓦锅内，加清水适量，武火煮沸后，文火煮2小时，调味即可。

菟丝子

通补肝、肾

● **保健养生用量**
6~12克

● **性味归经**
味甘，性温。
归肝、肾、脾经。

🔵 **对肝肾的益处**
古人认为菟丝子是"补肾养肝，温脾助胃之药
也"，具有益精髓、坚筋骨、止遗泄之作用。

🔵 **适用人群**
脾肾虚弱、腰痛、视力减退、视物昏花、肝肾
不足、阳痿遗精、尿有余沥、遗尿尿频、腰膝
酸软、目昏耳鸣、肾虚胎漏、胎动不安、脾肾
虚泻。

🔵 **养生功效大索检**
明目轻身延年： 菟丝子甘辛微温，禀性中和，
既可补阳，又可益阴，且温而不燥，补而不
滞，是肝、肾、脾保健的良药，能肥健肌肤，
坚强筋骨，明目延年。

❌ **禁忌人群**
孕妇、血崩、便秘者禁用。

常用家庭养生方

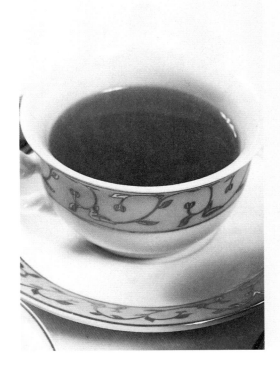

菟丝子苁蓉饮

健腰聪耳　强筋壮骨

材料 菟丝子10克，肉苁蓉10克，枸杞20
粒，冰糖适量。

做法
1. 将菟丝子、肉苁蓉、枸杞洗净，备用。
2. 将菟丝子、肉苁蓉、枸杞、冰糖一起放入锅
中，加水后煲20分钟。
3. 将煮好的茶倒入壶中即可饮用。

功效 此饮具有补肝肾、益精髓、安胎的功
效。主治腰痛耳鸣，阳痿遗精，消渴，不育，
遗尿失禁，淋浊带下，头目昏暗，食少泄泻，
胎动不安。

牛膝

活血通经
补肝肾

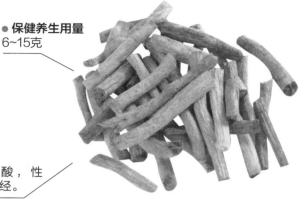

● **保健养生用量**
6~15克

● **性味归经**
味苦、甘、酸，性平。归肝、肾经。

⊕ 对肝肾的益处

牛膝味酸、苦且性平，归肝经和肾经，具有滋肝补肾、强筋健骨。

♡ 适用人群

适宜瘀血阻滞之经闭，痛经，腰膝酸痛，淋证，水肿，小便不利，火热上炎，阴虚火旺之头痛，眩晕，齿痛，口舌生疮，吐血者食用。

◌ 养生功效大索检

调节血糖血脂： 牛膝中含有的皂甾酮具有调节血糖血脂的作用，对高脂血症、糖尿病患者有效。

增强免疫力： 牛膝中含有的牛膝多糖有提高免疫力的作用，对人体具有增强体质的效果。

✕ 禁忌人群

梦遗失精、月经过多、中气下陷、脾虚泄泻者及孕妇忌服。

常用家庭养生方

巴戟牛膝茶

壮阳补肾

> 材料　巴戟天10克，牛膝12克。

> 做法　将巴戟天和牛膝一同研碎，装入纱布袋，放入暖瓶中，冲入800毫升沸水，盖上瓶盖闷泡30分钟. 即可饮用。

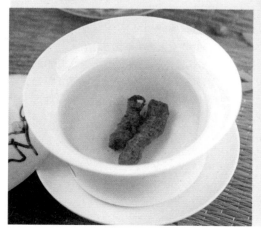

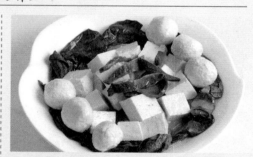

牛膝蔬菜丸子

补肝肾　强筋骨

> 材料　牛膝10克，鱼丸300克，蔬菜、豆腐、酱油适量。

> 做法

1. 将牛膝加2杯水，用小火煮取1杯量，滤渣备用。
2. 锅中加5杯水，先将鱼丸煮至将熟时，放入蔬菜、豆腐煮熟，大约3分钟。再加入牛膝药汁略煮，添加酱油即可。

茯苓

保肝护肝
护肾利尿

保健养生用量
9 ~ 15克

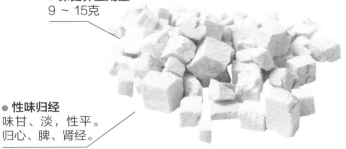

性味归经
味甘、淡，性平。
归心、脾、肾经。

⊕ 对肝肾的益处

茯苓可促进肝脏胶原蛋白的生成，茯苓还有降解肝内纤维组织的作用，可减轻肝硬化病情。茯苓能改善伴有体倦乏力、食少便溏等症状的肾病综合征、脾胃气虚证，辅助治疗肾病。此外，茯苓具有一定程度的利尿作用，尤其对肾性和心性水肿病人利尿作用显著。

◑ 适用人群

适宜水肿，尿少，眩晕心悸，胃口欠佳，人便稀烂，心神不安，失眠、多梦者食用。

◐ 养生功效大索检

预防消化道溃疡： 茯苓中的主要成分为茯苓聚糖，含量很高。对多种细菌有抑制作用，能降胃酸，对消化道溃疡有预防效果。

✖ 禁忌人群

肾虚多尿、虚寒滑精、气虚下陷、津伤口干者慎服。在秋燥季节，口干咽燥，并无脾虚湿困症状，则不宜长期服用茯苓，否则可加重燥气。

常用家庭养生方

茯苓枣仁宁心茶

宁心安神

材料 茯苓、炒酸枣仁各20克。

做法

1. 将茯苓、炒酸枣仁洗净，放入杯中。
2. 冲入适量沸水，盖上盖焖20分钟，即可饮用。

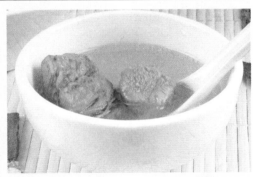

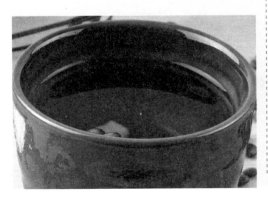

泽泻茯苓鸡

利水消肿

材料 母鸡1500克，泽泻、茯苓各60克。

调料 黄酒20克。

做法

1. 将母鸡，宰杀后去毛和内脏，洗净；泽泻、茯苓洗净后与黄酒同放入鸡腹内。
2. 将鸡放入盆中，置笼内，旺火蒸3~4小时，拣去泽泻、茯苓。

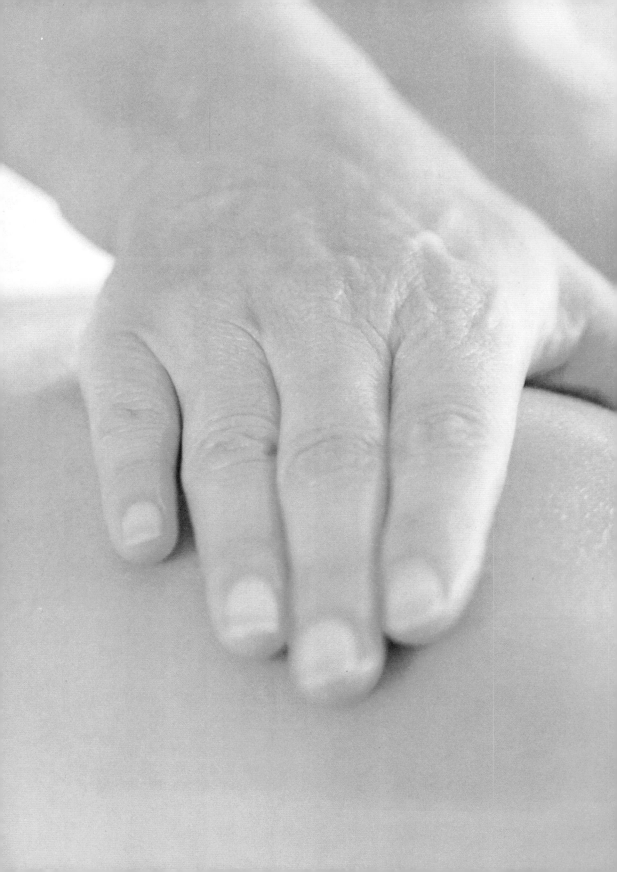

第三章

不可或缺的益肝强肾中医保健法

按法

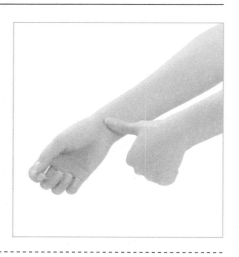

手法 将手指、手掌置于体表之上，先轻后重，逐渐用力向下压某个部位或穴位，并持续几秒至半分钟。

动作要领 垂直按压，固定不移，用力由轻到重，稳而持续，忌用暴力。指压法结束时不宜突然放松，应逐渐递减按压的力量。

功效 安心宁神、镇静止痛、温中散寒、矫正畸形。

揉法

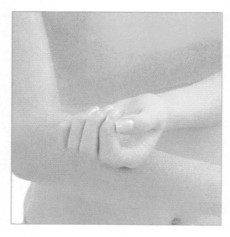

手法 用手掌大鱼际或掌根、全掌、手指螺纹面、手背等部分，着力于体表施术部位，做轻柔和缓的回旋揉动。

动作要领 整个动作要柔和，揉转的幅度要由小而大，用力应先轻渐重。

功效 宽胸理气、消积导滞、活血化淤、消肿止痛、祛风散寒、舒筋活络、缓解痉挛等。

擦法

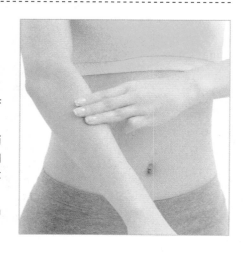

手法 用手指或手掌着力于一定部位，做前后左右直线往返摩擦，使患者体表产生一定热度。

动作要领 操作时往返距离要拉得长，而且动作要连续不断，如拉锯状，不能有间歇停顿，力度要均匀而适中，以摩擦时不使皮肤起皱褶为宜。

功效 具有行气活血、疏通经络、消肿止痛、健脾和胃、温阳散寒等作用。

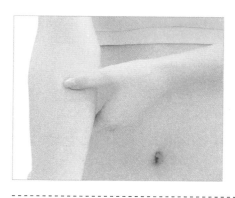

捏法

手法 用拇指和其他手指对合用力，均匀地捏拿皮肉。

动作要领 在做相对用力挤压动作时要循序而下，均匀而有节律性。

功效 具有舒筋活络、行气活血、消积化淤、调理脾胃等作用。

推法

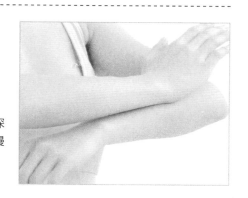

手法 以指、掌、拳或肘部着力于身体体表一定穴位上，进行单方向的直线或弧形推动的方法，称为推法。

动作要领 操作时向下的压力要适中、均匀，用力深沉平稳，呈直线移动，不可歪斜，推进的速度宜缓慢均匀。

功效 具有行气活血、温经止痛、疏通经络的功效。

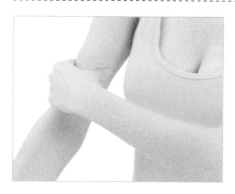

拿法

手法 拿以大拇指与食指、中指或大拇指与其他四指相对用力，呈钳形，持续而有节奏地提捏或捏揉肌肤的按摩手法。

动作要领 操作时手腕要灵活，动作要缓和，有连贯性，用力由轻到重，再由重到轻，不可突然用力。

功效 祛风散寒、通经活络、解痉止痛、去淤生新等。

需要了解的注意事项

1. 按摩时要达到一定的效果，应注意身心放松。按摩时除思想应集中外，尤其要心平气和，全身也不要紧张，要求做到身心都放松。

2. 按摩手法上应先轻后重、由浅入深，循序渐进，切勿用力过大，以免擦伤皮肤。同时要清洁双手，修剪指甲。

3. 选择在空气流通、温度适宜的室内进行按摩。

4. 女性怀孕期间，不宜按摩肩井、合谷、三阴交、昆仑等穴位以及小腹、腰骶部，以防早产、流产等不良反应发生。

5. 已经患有严重的心、肝、肾等疾病的患者要按摩，须遵医嘱。

6. 患有传染性疾病者，如肝炎、肺结核、流感、流脑、性病等，不宜按摩。

7. 按摩推拿后有出汗现象时，应注意避风。

按摩疏肝理气法

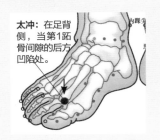

太冲：在足背侧，当第1跖骨间隙的后方凹陷处。

太冲
疏肝解郁，调气理血，化湿通经。

主治 胁腹满痛、头痛目眩、疝痛、小便不利、月经不调等。

简易取穴法 取穴时，用手指沿拇趾、次趾夹缝向上移压，压至能感觉到动脉应手即是。

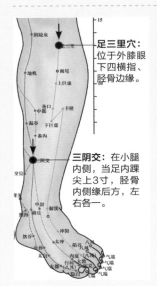

足三里穴：位于外膝眼下四横指、胫骨边缘。

三阴交：在小腿内侧，当足内踝尖上3寸，胫骨内侧缘后方，左右各一。

足三里
有补中益气、补肾壮阳、调节机体免疫力、增强抗病能力的作用。

主治 可辅助治疗男性勃起不坚、早泄等症。

简易取穴法 正坐，屈膝90°，手心对髌骨，手指朝向下，无名指指端处即是足三里穴。

三阴交
滋阴补肾、疏肝理气、健脾利湿、调和气血、通经活络。

主治 腹痛、肠鸣、腹胀、泄泻、便溏等。

简易取穴法 正坐屈膝成直角，找到足内踝尖，向上取3寸作为X轴，以胫骨内侧后缘作为Y轴，两轴线相交处即为三阴交穴。

按摩方法

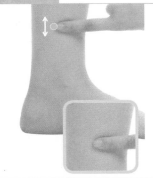

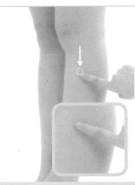

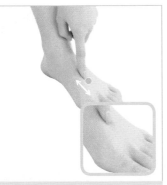

1. 两手搓热后用手掌上下来回（或者中指）按摩三阴交穴50～60次，两侧同时或交替进行。

2. 用食指按压足三里，坚持按压5～10分钟。

3. 盘腿端坐，用食指按太冲穴，沿骨缝的间隙按压并前后滑动20次。

按摩补肾强身法

按摩要点

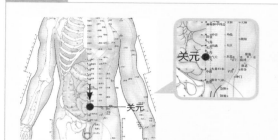

关元

具有补肾壮阳、温通经络的作用。

主治 对治疗男性遗精，阳痿，早泄，性功能低下有较好的辅助疗效。

简易取穴法 从肚脐正中央向下量3寸的位置即是关元穴。

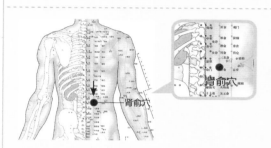

肾俞

益肾助阳，强腰利水。

主治 肾炎、遗尿、尿路感染、阳痿、早泄、遗精、腰痛、哮喘、贫血等。

简易取穴法 曲坐位，两手中指按着肚脐正中，平行移向背后，两指会合之处为命门穴，由此旁开两指处即是。

足三里

有补中益气、补肾壮阳、增强抗病能力的作用。

主治 可辅助治疗男性勃起不坚、早泄等症。

简易取穴法 正坐，屈膝90°，手心对髌骨，手指朝向下，无名指指端处即是足三里穴。

按摩方法

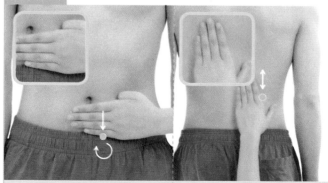

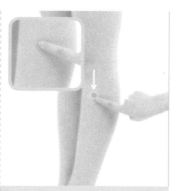

1. 以关元为圆心，左或右手掌做逆时针及顺时针方向摩动3~5分钟，然后随呼吸按压关元穴3分钟。

2. 两手搓热后用手掌上下来回按摩肾俞穴50~60次，两侧同时或交替进行。

3. 用拇指或食指指腹按压足三里穴3~5分钟，以有酸胀感为度。

艾炷灸

艾炷灸是用艾绒制成圆锥形艾炷，直接或间接置于穴位上施灸的方法。施灸时，用火柴点燃艾炷顶部即可。根据操作方法的不同分为直接灸与间接灸两类。

直接灸 在施术部位先涂以少量凡士林或大蒜液，然后放置艾炷，从上端点燃。患者感到烫时（瘢痕灸以患者感到灼痛感为度），用艾炷夹夹去或压灭，换炷再灸。

间接灸 即隔物灸，常见的有隔姜灸、隔蒜灸、隔盐灸。选用新鲜的生姜、蒜片或盐，切成直径为2~3厘米，厚为0.2~0.3厘米的薄片，中间用针穿刺数孔。将艾炷放置在生姜、蒜片或盐上，放至应灸的部位，点燃后施灸即可。

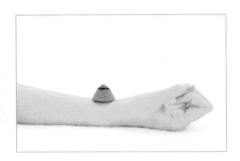 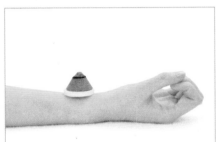

艾条灸

温和灸 将艾条一端点燃，对准艾灸处，距离皮肤2~3厘米处进行熏烤，使患者局部有温热感而无灼痛感为度。

回旋灸 点燃艾条，与施灸部位的皮肤保持一定距离，但不固定。艾条向左右方向移动或反复旋转地施灸。

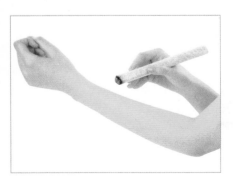 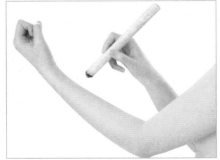

雀啄灸 艾条点燃后，将艾条对准穴位，像鸟雀啄食一样，一上一下的施灸。

实按灸 在施灸的腧穴部位垫上布或者数层纸，将艾条点燃，乘热按到施灸部位，使热力透达深部。如果艾火熄灭，再点再按。

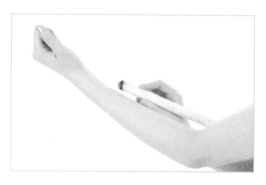

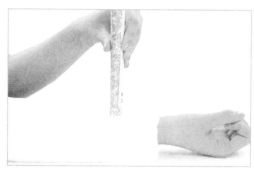

艾熏灸

温灸器灸 温灸器灸是通过专门制作的施灸器具进行施灸的一种方法。比较常用的有艾条器灸和温盒灸。艾条器灸内装点燃的艾条，通过橡皮筋与灸具上的固定钩，将灸具固定于施灸部位，还可以调节灸条高度，一般灸10~20分钟，以局部皮肤出现红晕，病人感到舒适为度。温灸盒内装艾绒或者艾条，与艾条器灸原理差不多。

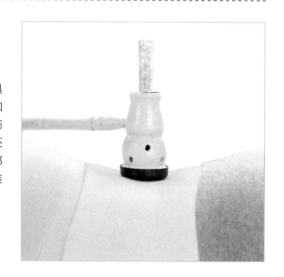

需要了解的注意事项

1. 施灸时取穴要准，灸穴不要过多，火力宜均匀壮数需足剂，切忌乱灸暴灸。
2. 在施灸前，要将所选穴位用温水或乙醇(酒精)棉球擦洗干净，灸后注意保持局部皮肤适当温度，防止受凉，影响疗效。
3. 施灸过程中，严防艾火滚落，烧伤皮肤和烧坏衣物被褥等物，灸后必须把艾火彻底熄灭，以防发生火灾。
4. 一旦出现晕灸，应立即停止灸治，让病人平卧休息，饮些开水，片刻即可恢复。
5. 有灸后身体不适者，如身热、头昏、烦躁等，令患者适当活动身体，饮少量温开水，或针刺合谷、后溪等穴位，可使症状迅速缓解。
6. 施灸后皮肤多有发红灼热感，一般不需处理即可消失。如灸后皮肤起泡，小者可自行吸收，大者可用消毒针头穿破放出液体，并用消毒纱布周定即可。

调理肝气灸

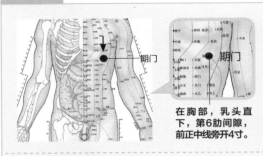

在胸部，乳头直下，第6肋间隙，前正中线旁开4寸。

期门

化淤解郁、健脾疏肝、理气活血。

主治 胸胁胀满疼痛，呕吐，呃逆，反酸，腹胀，泄泻，饥不欲食，胸中热，咳喘等。

简易取穴法 采用仰卧的姿势，该穴位于人体的胸部，乳头直下，与巨阙穴齐平。

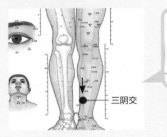

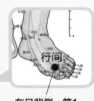

在小腿内侧，当足内踝尖上3寸，胫骨内侧缘后方，左右各一。

三阴交

滋阴补肾、疏肝理气、健脾利湿、调和气血、通经活络。

主治 腹痛、肠鸣、腹胀、泄泻、便溏。

简易取穴法 正坐屈膝成直角，找到足内踝尖，向上取3寸作为X轴，以胫骨内侧后缘作为Y轴，两轴线相交处即为三阴交穴。

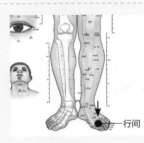

在足背侧，第1、2趾间的后方赤白肉际处。

行间

清肝明目、熄风镇惊。

主治 头痛、眩晕、目赤痛、中风、癫痫、失眠。

简易取穴法 在足背部，第1、第2趾间，皮肤颜色深浅交界处，即为行间。

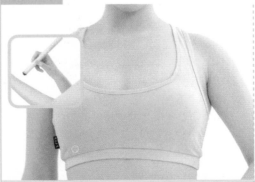

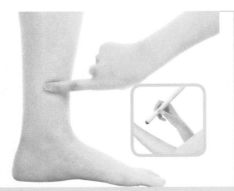

1. 艾条温和灸期门，每次10～20分钟。每日1次，10天为一个疗程。

2. 悬灸三阴交、行间，每穴每次10～20分钟。使用时先灸行间，再灸三阴交。每日1次，10天为一个疗程。

补肾强身灸

艾灸要点

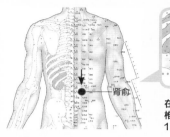

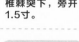

在腰部，第2腰椎棘突下，旁开1.5寸。

肾俞

益肾助阳，强腰利水。

主治 肾炎、遗尿、尿路感染、阳痿、早泄、遗精、腰痛、哮喘、贫血等。

简易取穴法 曲坐位，两手中指按着肚脐正中，平行移向背后，两指会合之处为命门穴，由此旁开两指处即是。

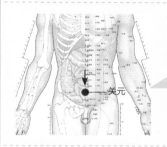

在腹正中线上，脐下3寸处。

关元

调补肝肾、调经止带、调理肠道、回阳固脱、强身健体。

主治 腰痛、低血压、类风湿性关节炎。

简易取穴法 关元穴位于下腹部前正中线上，采用仰卧的姿势，从肚脐到耻骨上方画一线，将此线五等分，从肚脐往下3/5处，即是此穴。

在足内侧，内踝后方，内踝尖与跟腱之间的凹陷处。

太溪

清热生气，补肾壮阳。

主治 月经不调，遗精，阳痿，失眠，头痛，胸痛，腰脊痛，泄泻，大便难等。

简易取穴法 位于足内侧。取穴时，平放足底，由足内踝尖往后推至凹陷处（大约当内踝尖与跟腱间之中点）即是本穴。

艾灸方法

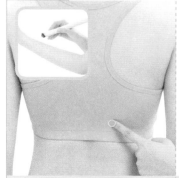

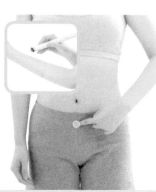

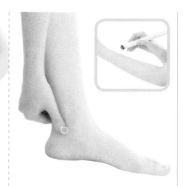

1. 取肾俞、命门、膏肓俞，从上到下的顺序艾灸10~20分钟。

2. 取关元穴艾灸10~20分钟。

3. 取太溪、涌泉穴，艾灸10~20分钟。隔日或3日1次，1~3个月为一个疗程。

面刮法

是最常用的刮拭方法。手持刮痧板，向刮拭的方向倾斜30°～60°，以45°最为普遍。依据部位的需要，将刮痧板的1／2长边或全部长边接触皮肤，自上而下或从内到外均匀地向同一方向直线刮拭。面刮法适用于身体平坦部位的经络和穴位。

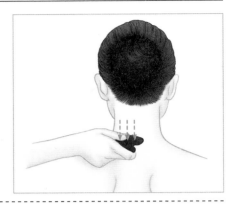

点按法

将刮痧板角部与要刮拭部位成90°，向下按压，由轻到重，逐渐加力，片刻后快速抬起，使肌肉复原，多次反复。这种方法适用于无骨骼的软组织处和骨骼缝隙、凹陷部位。要求手法连贯自如。这种手法刺激性较强，具有镇痛止痛、解除痉挛的作用，多用于实证的治疗。

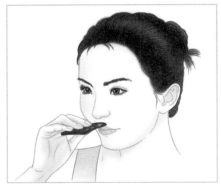

平刮法

手法与面刮法相似，只是刮痧板向刮拭的方向倾斜角度小于15°，而且向下的渗透力度也较大，刮拭速度缓慢。平刮法是诊断和刮拭疼痛区域的常用方法。

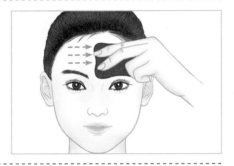

角刮法

使用刮板的角部在穴位处自上而下进行刮拭，刮板面与皮肤成45°方向，适用于肩部、胸部等部位或具体穴位的刮痧。刮拭时要注意不宜过于生硬。

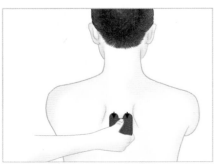

推刮法

推刮法的操作手法与面刮法大致相似，但刮痧板向刮拭的方向倾斜的角度小于45°，压力大于平刮法，速度也比平刮法慢一点。

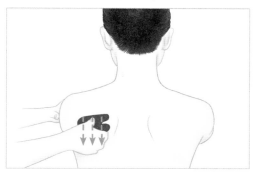

厉刮法

刮痧板角部与刮拭部位成90°，刮痧板始终不离皮肤，并施以一定的压力，在约1寸的皮肤上做短间隔前后或左右的摩擦刮拭。

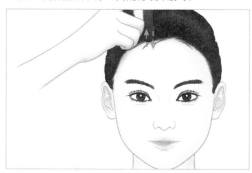

垂直按揉法

垂直按揉法是将刮痧板的边沿以90°按压在穴区上。刮痧板与所接触的皮肤始终不分开，做柔和的慢速按揉。垂直按揉法适用于骨缝部等穴位。

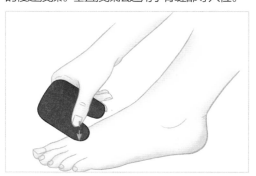

平面按揉法

刮痧板角部的平面以小于20°的方向按压在穴位上，做柔和旋转。刮痧板角部平面与所接触的皮肤始终不分开，按揉压力应渗透到皮下组织。

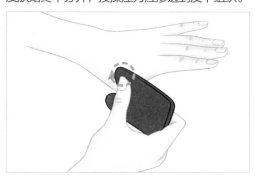

需要了解的注意事项

术前注意事项

1. 选择舒适的刮痧体位，以利于刮拭和防止晕倒。
2. 刮痧工具要严格消毒，防止交叉感染。刮拭前须仔细检查刮痧工具，以免刮伤皮肤。
3. 勿在患者过饥、过饱及过度紧张的情况下进行刮痧治疗。

术后注意事项

1. 刮痧治疗会使汗孔打开，邪气外排，要消耗体内一部分水分，所以刮痧后饮温水一杯，休息片刻。
2. 刮痧治疗后，一般3小时左右方可洗浴。

刮痧强肝

刮痧部位

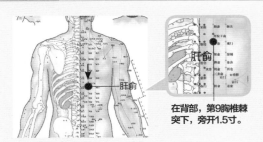

在背部，第9胸椎棘突下，旁开1.5寸。

肝俞
退热、益肝明目、通络利咽、疏肝理气、行气止痛。

主治 胃肠病、胸痛腹痛、肝病、老人斑、皮肤粗糙、失眠等。

简易取穴法 肝俞穴位于背部脊椎旁，取正坐或俯卧的姿势，第9胸椎棘突下，左右二指宽处。

在胸部，乳头直下，第6肋间隙，前正中线旁开4寸。

期门
化淤解郁、健脾疏肝、理气活血。

主治 胸胁胀满疼痛，呕吐，呃逆，反酸，腹胀，泄泻，饥不欲食，胸中热，咳喘等。

简易取穴法 采用仰卧的姿势，该穴位于人体的胸部，乳头直下，与巨阙穴齐平。

在小腿外侧，腓骨头前下方凹陷处。

阳陵泉

主治 脚气，呕吐，小儿惊风、落枕、坐骨神经痛、肝炎，胆囊炎、膝关节炎等。

简易取穴法 下肢微屈，在小腿外侧找到在腓骨小头，再找到胫骨粗隆，向下呈等边三角形，其下角端即是穴位。

刮痧方法

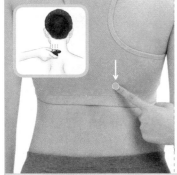

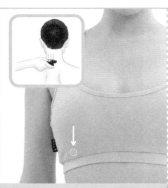

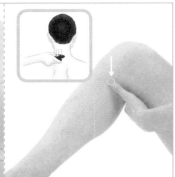

1.患者采用合适的体位，操作者先刮肝俞、胆俞。

2.然后刮膻中、期门等穴位。

3.再刮阳陵泉。

刮痧补肾

刮痧要点

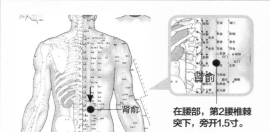

肾俞 益肾助阳，强腰利水。

在腰部，第2腰椎棘突下，旁开1.5寸。

主治 肾炎、阳痿、早泄、遗精、腰痛、哮喘、贫血、肋间神经痛等。

简易取穴法 取坐位，两手中指按着肚脐正中，平行移向背后，两指会合之处为命门穴，由此旁开两指处即是。

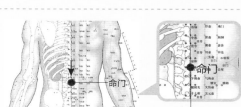

命门 补肾壮阳。

位于后背正中线上，第2腰椎棘突下凹陷中。

主治 头晕、耳鸣、遗尿、阳痿、早泄、赤白带下、虚损腰痛等。

简易取穴法 在人体的后腰部，采用俯卧姿势，当后正中线上，第2腰椎棘突下凹陷处。指压时，有强烈的压痛感。

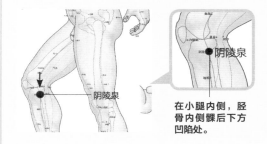

阴陵泉 益肾调经，通经活络

在小腿内侧，胫骨内侧髁后下方凹陷处。

主治 遗尿、尿失禁、尿路感染、肾炎、遗精、阳痿、消化不良、肠炎、膝关节炎等。

简易取穴法 小腿内侧，从膝关节往下摸，至胫骨内侧髁下方凹陷处即是阴陵泉穴。

刮痧方法

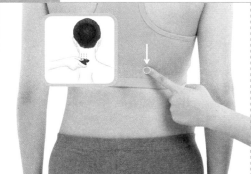

1. 患者采用合适的体位，操作者先刮命门、肾俞。

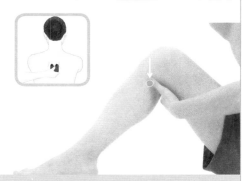

2. 再刮阴陵泉、太溪。力度由轻到重。

拔罐强肝补肾法

单罐法

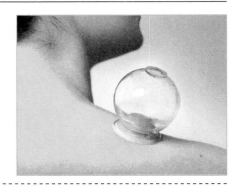

适用于病变范围比较小，或者有明显压痛点的情况。罐具的口径大小可以根据病变或压痛点的范围大小进行相应选择。比如胸胁部挫伤，可以取大号或中号罐，在压痛明显处吸拔一罐。

多罐法

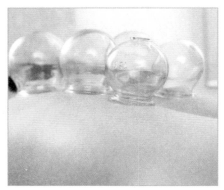

即多个罐具同时使用的，适用于病变范围比较大的，患者敏感反应点比较多的情况。可以同时使用两三个罐具，也可以同时使用十几个罐具。排罐法就是其中的一种。一些慢性陈旧性疾病、神经肌肉疼痛等病证，都适合用这种方法。

闪罐法

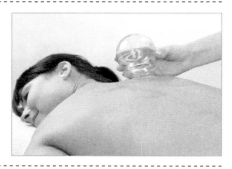

吸拔后又马上起罐，需要多次重复。即把罐具吸住后迅速取下，再吸住，再取下，反复多次，直到皮肤潮红。如局部皮肤麻木、局部皮肤机能减退等，都适用于这种方法。

留罐法

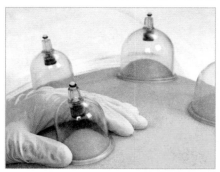

将罐具吸拔在皮肤上后留置一段时间，通常是5～15分钟。拔罐时，罐大、吸拔力较强的要适当减少留罐时间，如需要拔瘀血罐，时间可以适当延长。

刺络拔罐法

刺络拔罐法也称"血罐法"。先用三棱针、梅花针等按照病变部位的大小和出血量要求,针刺穴位或治疗部位,然后再拔罐并留罐。留罐时间根据不同部位和病症需要的出血量来决定。一般来说,出血量在数滴血与数十毫升血之间。使用这种方法时,最好用透明的玻璃罐,并且要求施术的人手法快捷准确,刺入也不宜过深,出血量通常控制在20ml左右。各种急慢性软组织损伤、高热、神经痛、神经性皮炎、丹毒等等,都适用这种方法。不过,出血性疾病和瘢痕体质的人忌用这种方法。

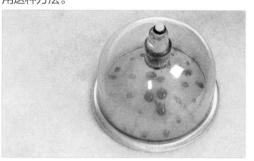

针罐法

针罐法是将针刺和拔罐结合使用的一种综合拔罐法。针罐法有两种情况,一种是留针拔罐,另一种是不留针拔罐。留针拔罐是在选定穴位后,用针刺至得气,再运用一定的手法,把针留在穴位上进行拔罐,再留罐10~20分钟,最后起罐并取针。不留针拔罐法是先将针刺入穴位,然后马上取出,或者稍微留针5~10分钟后再取针,然后再拔罐。病程比较长的慢性疾病患者,或者在拔罐时稍微移动体位,对穴位的影响也不大的情况下,都可以用这种方法拔罐。

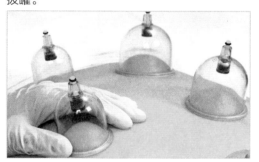

走罐法

走罐法又称推罐法、行罐法。操作前,将罐口或者要吸拔的位置抹上一层薄薄的润滑剂,如润肤油、风油精等。吸拔后用左手按住罐具前部的皮肤,右手则握住罐底平推或者稍微斜推。罐子循着肌肉骨骼走行或经络循行路线移动。当走罐部位出现皮肤潮红、深红或者丹痧点时,即可视为治疗结束。
在走罐时,应该选用罐口较大、罐口壁较厚并且光滑的玻璃罐,此法多适用于胸背、腰骶、腹部等面积大、肌肉较丰厚的部位。

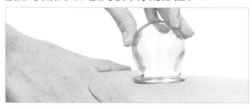

需要了解的注意事项

1. 拔罐时室内应保持温暖,避开风口,防止患者受凉。患者应选择舒适的体位,否则留罐时患者改变体位,容易使罐具脱落。
2. 受术者过饱、过饥、酒后、过度疲劳或剧烈运动后不宜拔罐,待上述状况改变后再拔。
3. 拔罐数目多少要适宜,一般都采取单穴拔罐、双穴双罐法,罐多时罐间距离不宜太短,以免牵拉皮肤产生疼痛或相互挤压而脱罐。
4. 初次拔罐者,年老体弱者,儿童及神经紧张、空腹等人群以选择小罐为宜,拔罐时间宜短,负压力量宜小,手法宜轻。同时应选择卧位,随时注意观察受罐者的反应,以免发生晕罐现象。

拔罐强肝

拔罐部位

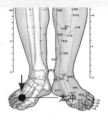
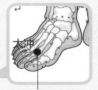

在足背侧，当第1跖骨间隙的后方凹陷处。

太冲

疏肝解郁，调气理血，化湿通经。

主治 胁腹满痛、头痛目眩、疝气、小便不利、月经不调等。

简易取穴法 取穴时，用手指沿拇趾、次趾夹缝向上移压，压至能感觉到动脉应手即是。

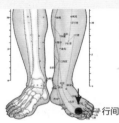
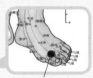

在足背侧，大拇趾、二趾合缝后方赤白肉分界处凹陷中，稍微靠大拇趾边缘。

行间

养肝明目、调营活血、泻热通经。

主治 月经过多、闭经、遗尿、淋疾、疝气、失眠、膝肿、下肢内侧痛等。

简易取穴法 在足背部，第1、第2趾间，皮肤颜色深浅交界处，即为行间。

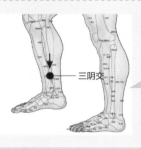
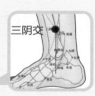

在小腿内侧，当足内踝尖上3寸，胫骨内侧缘后方，左右各一个。

三阴交

滋阴补肾、疏肝理气、健脾利湿、调和气血、通经活络。

主治 腹痛、肠鸣、腹胀、泄泻、便溏。

简易取穴法 正坐屈膝成直角，找到足内踝尖，向上取3寸作为X轴，以胫骨内侧后缘作为Y轴，两轴线相交处即为三阴交穴。

拔罐方法

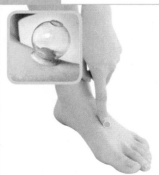
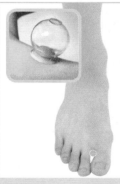
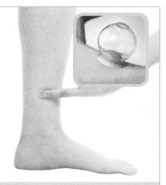

1. 取合适体位，选择大小合适的罐具吸拔太冲穴，留罐10～15分钟。

2. 取合适体位，选择大小合适的罐具吸拔行间穴，留罐10～15分钟。

3. 取合适体位，选择大小合适的罐具吸拔三阴交穴，留罐10～15分钟。

拔罐补肾

拔罐要点

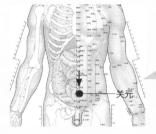

在下腹部，前正中线上，当脐中下3寸。

关元　培肾固本、补气回阳、温调血室、疏理胞宫。

主治　腹痛、痛经、遗尿、遗精等。

简易取穴法　在腹下部正中线上，于脐与前阴上方突出骨（即耻骨联合）上缘中点连线的上3／5与下2／5交界处取穴。

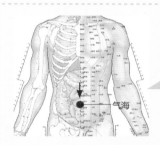

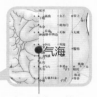

在下腹部，前正中线上，当脐中下1.5寸。

气海　温养益气、扶正固本、培元补虚。

主治　虚脱、形体羸瘦、脏气衰惫、乏力。

简易取穴法　下腹部，直线连结肚脐与耻骨上方，将其分为10等分，从肚脐3/10的位置，即为此穴。

拔罐方法

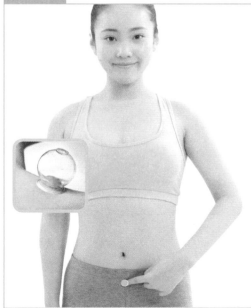

1. 选择大号拔火罐一个，吸拔关元穴。

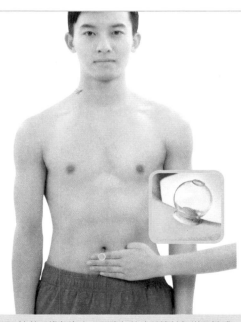

2. 接着吸拔气海穴，下腹部的皮肤比较细嫩且敏感，负压不易过大，留罐10~20分钟，至皮肤出现红色淤血为止。每周拔罐1次。

药浴，就是指通过皮肤给药、利用药物洗发洗身。许多中草药中含有生物碱、黄酮类、多糖类、氨基酸、微量元素、维生素及植物激素等，对人体有通经活络、协调脏腑和强身健体的效果。

药浴一般分两种方式，全身沐浴和局部沐浴。局部沐浴又可分为头面浴、目浴、手足浴、坐浴等。

菟丝蛇床方

【功能效用】	温肾壮阳，适用于阳痿。
【药材配方】	菟丝子、蛇床子、韭菜子、棉花籽、仙茅、仙灵脾、巴戟天、阳起石、补骨脂、大小茴香各10克。
【食用方法】	所有药物加清水适量，煎煮半小时，取汁弃渣，倒入盆内，趁热熏洗会阴及阴茎、阴囊，待药温后浸泡阴茎，每日2次。
【来　　源】	《辽宁中医杂志》。

茵陈决明方

【功能效用】	平肝潜阳、疏散风热及清肝热，有止胁痛的作用，适用于急性肝炎。
【药材配方】	谷精草、茵陈、石决明、野菊花各108克，桑枝、桑叶、宣木瓜、青皮各135克，香精适量。
【食用方法】	所有药物用酒精合成流浸膏，最后加入香精，制成500毫升/瓶的药浴液。浴水保持在40~50℃时加入药浴液，进入浴水中浸洗20分钟，头面部亦可用浴巾轻轻洗擦洗毕拭干，卧床休息1小时，每日1次，连续10~15次为一疗程。
【来　　源】	民间验方。

当归香附方

【功能效用】	补血活血，疏肝理气，润肤祛斑。
【药材配方】	当归15克，香附、木贼各30克。
【食用方法】	上药清水浸泡30分钟，加水2000毫升煎汤，煮沸20分钟后去渣取汁。先趁热熏洗患部，待药温合适后浴足。每日2次，每次30分钟。每剂药煎汤2次，10日为1疗程。
【来　　源】	民间验方。

药浴泡脚熏蒸补养肝肾法

葱头生姜方

【功能效用】	适用于肾虚腰痛，腰痛以酸软为主，喜按喜揉、腿膝无力、常反复发作者。
【药材配方】	肉桂、葱头各50克，吴茱萸10克，生姜150克，花椒80克。
【食用方法】	将上述药物用纱布包裹，放入热水浴池半小时，然后进入浴池洗浴20分钟，每日1次。
【来　　源】	民间验方。

艾叶方

【功能效用】	适用于肾虚所致的遗精、早泄等。
【药材配方】	艾叶300克。
【食用方法】	将艾叶装纱布包内，放进热水池浸泡半小时后，进入药盆洗浴20分钟。每日1次。
【来　　源】	民间验方。

黄藤方

【功能效用】	可以用来治疗各种原因所致的腰痛。
【药材配方】	黄藤茎叶适量。
【食用方法】	将黄藤用纱布包裹，放入浴盆中。加热水适量，30分钟后进入浴盆浸泡。每次20分钟，每日2次。
【来　　源】	《中药大辞典》。

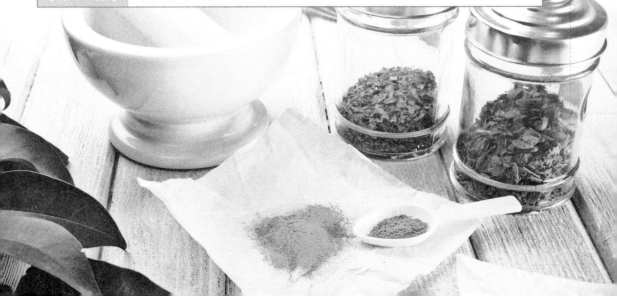

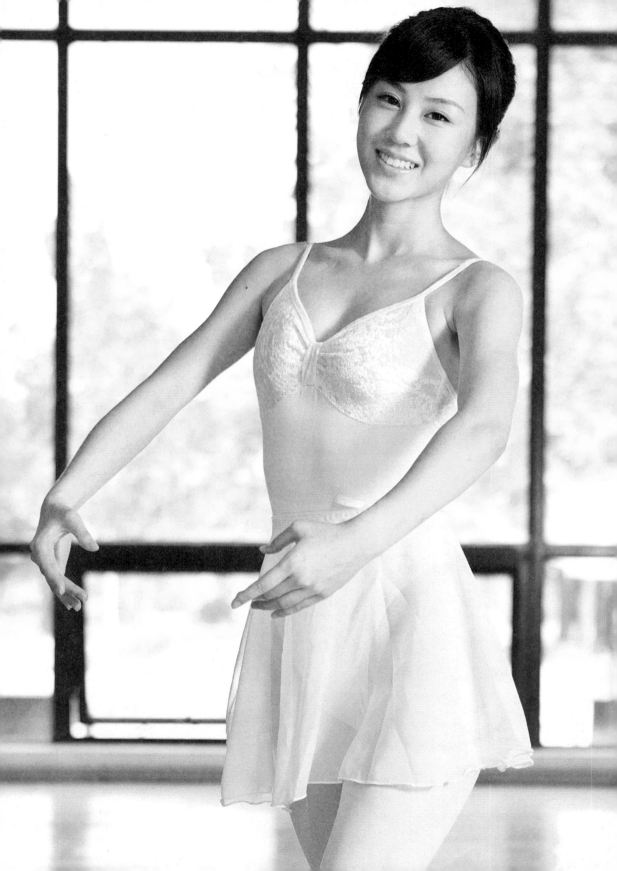

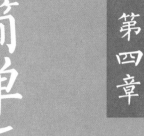

第四章

简单运动补益肝肾

有氧运动最健康

散步　畅神智 益肝肾

🔍 练习作用

俗话说得好："没事常走路，不用进药铺。"散步是我国传统的健身方法之一，是一种人们所喜爱而又简便易行的健身活动。通过闲散和缓的行走，四肢自然而协调的动作，会使全身得到适度的运动，再加上轻松畅达的情绪，能使人气血流通，经络畅达，利关节而养筋骨，畅神志而益肝肾。持之以恒能够身体强壮、延年益寿。

💚 动作要领

➡ **准备**：选择路面平整、风景宜人、空气清新的路段，并选择一双舒服的鞋子。全身应自然放松，调匀呼吸，然后再从容散步。

➡ **散步时**：背要直，肩要平，精神饱满，抬头挺胸，目视前方，步履宜轻松，状如闲庭信步。

➡ **步速**：步行速度分为慢速、中速和快速。慢速每分钟约60步，中速每分钟为70步，快速为每分钟行走120步左右。还有一种逍遥步，是一种走走停停、快慢相间的散步方式，因其自由随便，对于病后康复者非常有益。一个60岁以上的健康老人。散步速度力求达到每分钟100步，每次最少应在1000步以上，一天总量不少于6000步，这样的运动量可以达到防止肾虚的目的。

➡ **呼吸**：步行时，排除杂念，步履轻松。最好配合腹式呼吸，如3步一吸，5步一呼。

🕐 练习时间

➡ **清晨散步**

清晨是散步的最佳时间，因为早晨起床后空气清新、四周宁静，最有益于身心，但清晨散步要注意气候变化，适当增减衣服。

➡ **食后散步**

古人说："饭后食物停胃，必缓行数百步，散其气以输于脾，则磨胃而易腐化。"说明饭后散步能健脾消食，延年益寿。

➡ **睡前散步**

古人云："每夜欲睡时，绕室行千步，始就枕。"这是因为"善行则身劳，劳则思息"。临睡前在室内行千步，主要是消除杂念，使心平静，使气和畅，增加睡意，促进睡眠。此时散步一定要缓慢，不要考虑问题。

⊕ 注意事项

散步要循序渐进，量力而为。以劳而不倦，见微汗为度。散步应选择无污染、无毒的场地。不要到阴冷偏僻之地去散步，此地常有腐秽不洁之物释放出有毒之气，吸入体内，会引起中毒，损害健康。选择空气清新之地散步，对人体才有好处。再有，冬春节则不要在风口和高层楼房下步行，以免感受风寒，发生上呼吸道感染。

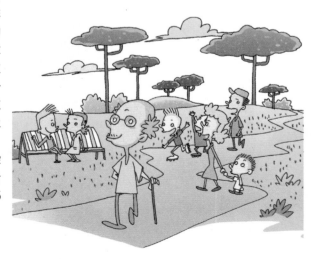

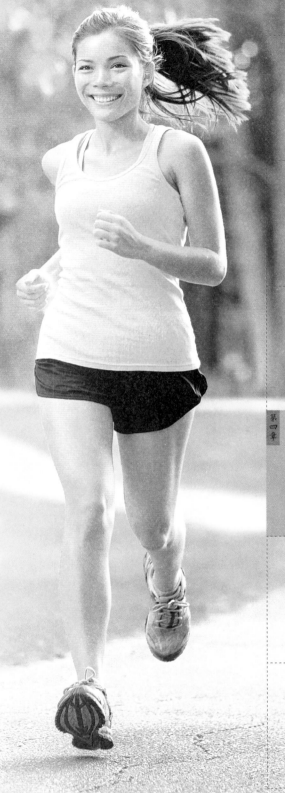

慢跑 锻炼全身的好方法

🔍 练习作用

慢跑又称健身跑、放松跑，就是轻松步调的跑步，简便易行，无需任何体育器械。慢跑是一项锻炼较全面的运动，能明显增强心肺功能，使全身肌肉得到锻炼，肌力增强，并可调节神经系统功能。研究认为，慢跑是锻炼肝肾和全身的好方法。

💙 动作要领

➡ **准备：** 跑前可以做深呼吸，活动一下关节，使全身肌肉筋骨得到放松，消除身体僵硬，也可以做做徒手操，使血液循环和呼吸功能适应运动需要再进行慢跑。选择慢跑的路段要平坦，环境要幽美，空气清新，穿着舒适、宽松。

➡ **方法：** 慢跑时，全身肌肉要放松，两手微微握拳，上臂和前臂弯曲成近直角，两臂自然前后摆动，上体略微前倾，全身肌肉放松。两脚落地要轻，前脚掌先着地。一般可以每分钟跑120~130米的速度进行。要以能边跑边和同伴说话，不面红耳赤，不喘粗气为度。

➡ **结束：** 慢跑即将结束时，要缓缓步行或原地踏步，不可突然停止。适当做些整理活动，以使全身放松，逐渐安静至恢复常态。

🕐 练习时间

跑步的时间可选择在清晨、白天或晚间。

🔄 注意事项

➡ 慢性病患者在症状明显、功能代偿较差时，不宜跑步，尤其是肝硬化、病变不稳定的肺结核、各种关节炎、较严重的贫血患者等。

➡ 慢跑的负荷是否正常，可用心率来衡量，跑时心率不要超过每分钟110次，同时呼吸要自然、深长、协调，不应有憋气的感觉。

➡ 好的慢跑鞋重量要轻，要软，但是鞋底要经得起反复撞击才行。

➡ 出汗较多者要适量饮水，休息20分钟后沐浴。

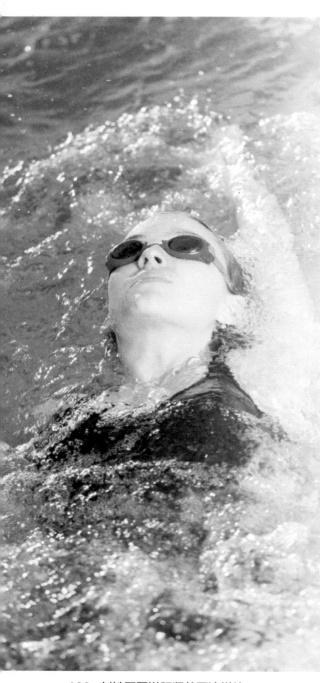

仰泳 增强内脏功能

🔍 练习作用

游泳是一项全身性活动，能明显增强内脏功能，尤其是肺活量，增强耐寒能力，促进新陈代谢，使大脑皮质的兴奋性增高，有效增强人的体质和抗病能力。游泳可以分为蛙泳、自由泳、仰泳、蝶泳等种类，其中仰泳有利于胸、腹、腰肌锻炼，可以使积存在肝脏里的脂肪充分燃烧，预防脂肪肝，还对肾有养护作用。

❤ 动作要领

➡ **准备：**不论是刚学游泳的人还是经常参加游泳的活动者，游泳前必须做好充分的准备活动，如做做广播体操、跑跑跳跳，活动关节以及各部位肌肉，以避免入水后发生抽筋等危险情况。

➡ **方法：**仰泳时，身体平直地仰卧于水中，头和肩膀略高于臀。头在仰泳中起舵的作用，可以控制身体在水中左右移动。头自然地浸在水中，颈部肌肉放松，两臂不断成交叉方式划水，一臂划水时，另一臂移臂，两腿交替做鞭状上下打水。

➡ **结束：**游完后上岸，用毛巾擦干身体，披上浴巾，穿上拖鞋，既可以保暖，防止感冒，又比较卫生；适当补充一些果汁或其他营养品。

🕐 练习时间

游泳应在饭后1小时进行。如饱食后进行，因胃部受到水的压力作用，易引起腹部疼痛与呕吐及消化不良。同时游泳也不适合空腹进行，以免引起低血糖发作。

⊕ 注意事项

➡ 仰泳时一定要把两只耳朵放到水里，注意挺胸，头部保持稳定避免左右摆动。

➡ 双腿上下打水，膝盖最好不要弯曲，脚腕放松，抖动双脚，打出水花来。

➡ 游泳时，动作要充分放松和缓慢进行，不要急剧用力。距离的掌握同样要循序渐进、因人而异，以自己不觉得疲劳为度。

腹式呼吸 改善内脏血液供应

🔍 练习作用

人体的腹部里有许多很重要的脏器，如肝脏、肾脏以及胆、肠、胃等，关系着人体的消化、内分泌、泌尿、生殖、代谢等许多重功能。腹式呼吸是让横膈膜上下移动，对这些内脏来说是一种理想的按摩，可以改善这些内脏的血液供应。学会腹式呼吸，保健你的肝肾胆胃。

⭕ 动作要领

➡ **准备：** 采用坐势、卧势或立势也可以在散步时做。

➡ **方法：** 全身自然放松，两眼微闭，舌顶上颚，目视鼻尖，意念定于下丹田（在腹部脐下10厘米处），然后做深长而缓慢的呼吸。吸气时，最大限度地向外扩张腹部，胸部保持不动，尽量吸得越深越好。呼气时，肌肉放松，最大限度地向内收缩腹部，胸部保持不动。循环往复，保持每一次呼吸的节奏一致。每次5~15分钟。细心体会腹部的一起一落。

🕐 练习时间

一般在早上或者睡前练习比较好。

⊕ 注意事项

➡ 一般一呼一吸掌握在15秒种左右最好，吸气时控制在4~6秒，体质好的人可以屏息1~2秒；呼气时控制在2~4秒，体质较好者可以屏息1~2秒。

➡ 无论是呼还是吸都要尽量达到"极限"量，以吸到不能再吸，呼到不能再呼为度。

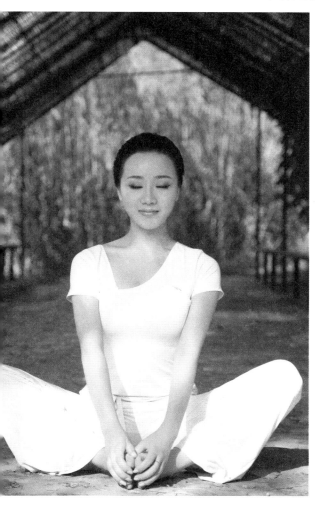

倒立

强壮腰身
增强内脏功能

🔍 练习作用

倒立法能强壮腰身，恢复肾脏功能，也可使流入脑部的血液自主刺激延髓及甲状腺，增强性能力，还可以激活自主神经系统功能，使各内脏器官，特别是胃、肠、肝脏等的功能增强。

⭕ 动作要领

➡ **准备：** 倒立前要做一些热身运动，如指关节、腕关节、肘关节、肩关节之间的活动，否则倒立起来给关节的压力太大，很容易会受伤。

➡ **方法：** 初学者可以借助墙壁倒立做起。

1. 平躺在毯子上，将两腿竖直贴在墙壁上，脚板贴墙，臀部尽量靠近墙壁，双手放在身体两侧。
2. 姿势稳定后，尽量收腹并抬起臀部，双手、腰部用力，脚尖沿墙壁向上伸直。
3. 保持 5~10秒后，有控制地将臀部轻轻落在垫子上，恢复到起始动作。

如果已经掌握了上面姿势，就可以头顶倒立了。

1. 首先腰背挺直，跪坐在脚跟上。
2. 然后向前弯屈上身，额头贴住地面，双手手掌和手肘在头两侧撑地。竖起脚尖，抬起腰臀，尽量使身体直立。
3. 在这个姿势上停留10秒左右。屈双膝，有控制地放落双腿，缓慢着地，臀部坐回脚跟，双手握拳，叠放在一起，额头放置在叠放的双拳上，跪卧30秒左右，以使血液缓慢回流。

🕐 练习时间

最好在饭前做，或者饭后3小时做。初时以每次维持5~10秒钟为宜，动作自如之后，可以逐渐延长时间；倒立时，两目微闭，意念集中，呼吸均匀、缓慢、安静。

⊕ 注意事项

➡ 一定要做好准备活动，如前后左右转动几次头颈，做前屈下腰等。

➡ 练习动作要轻柔，缓慢地提升身体，不可猛蹬双脚，最好用腰腹部力量提升双脚。返回时，一定是缓慢地放下身体，跪姿放松一会，使血液循环回复正常，直至呼吸和心跳完全正常。

➡ 头顶倒立危险，做倒立时最好有一个同伴协助一起做，而且开始不要做时间太长，要循序渐进，慢慢给自己加量。

➡ 刚开始练习倒立的时候感觉头涨为正常现象，如果眼睛和耳朵都受不了就停下来。

➡ 饭后2小时内或喝水过多时不宜练习。

➡ 心脏病、高血压、眼疾（如视网膜脱离）、耳疾、孕妇、月经期间及颈部、脊椎等身体部位疼痛或有其他不适的人，不宜练习。

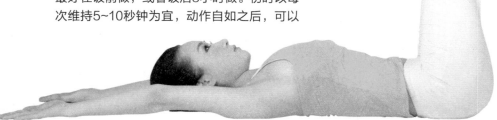

拉伸 反弓拉脚式　促进肝脏发挥作用

🔍 练习作用

这个姿势可以使颈、背部区域得到完全的伸展，胸、腰、臀、腿部也得到很好的拉伸，从而强健全身肌肉。对于肾上腺、甲状膀腺、脑下垂体及性腺都有很好的影响。因为腹腔内脏，尤其是肝脏被往上提拉，所以还具有促使肝脏发挥功能的效果。

⭕ 动作要领

➡ **热身：**原地或小范围内的慢跑、高抬腿、弹跳或者模仿跳绳动作，直到身体微微出汗。一般10分钟左右即可，能让身体和精神尽快进入积极的运动状态，有效地避免意外伤事故的发生。

➡ **方法：**

1. 俯卧，两腿并拢两脚上抬，两手掌置于胸部两侧。

2. 深吸气，两手撑地，拾起上体尽量向后上方仰体，身体呈反弓状，同时慢慢呼气。

3. 维持姿势10~15秒钟，恢复俯卧姿势。

🕐 练习时间

饭前或饭后3小时后。每天做3~9遍。如果感觉同时抓住脚踝非常困难，可只抓住一个脚踝进行练习，适应后再两脚同时进行。

➕ 注意事项

➡ 每次撑地起身前要全力吸进一口气，然后再慢慢呼气。

➡ 有条件时可请人帮助将两臂向上、向后提拉，牵拉上体效果更好。

➡ 做这个动作的时候不要太猛，要温和一些，呼吸要保持自由，尽量不要憋气。

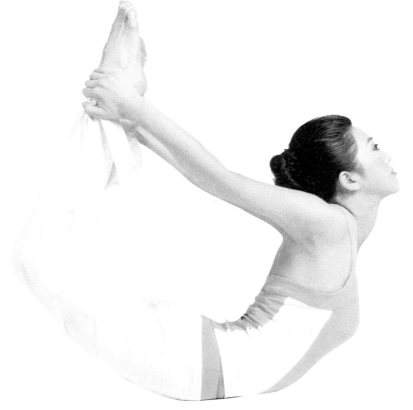

瑜伽 全蝗虫式 保护腰背

🔍 练习作用

➡ 瑜伽是一种古老而易于掌握的技巧,可以改善人们生理、心理、情感和精神方面的能力,达到身体、心灵与精神和谐统一。本书主要介绍几个针对性瑜伽动作,达到保肝护肾目的。

➡ 蝗虫式的动作使肾脏和整个腹部都在运动,所以可以消除臀部多余脂肪,预防臀部下垂,美化臀部曲线,强化腰肾功能。另外,这个姿势能增加脊柱区域的血流供应,滋养脊柱神经,增强下背部与腰部范围的肌肉群及韧带,消除腰骶部的疼痛,使脊柱就变得更富于弹性。

💛 动作要领

➡ **准备:** 身体平趴地面,让一侧面颊贴地。两臂伸直放在身体两侧,双手握拳,拇指与食指一侧贴地。两腿伸直,指尖靠着地面,两脚跟脚趾并拢。让整个身体保持一条直线,正常呼吸。

➡ **方法:**

1. 俯卧在瑜伽垫上,额头贴地,伸展手臂放在身体两侧,双手掌心向上,双腿并拢,收紧小腿、大腿、臀部肌肉。

2. 呼气,同时抬头将眼睛向上看,头、胸、上半身上扬。

3. 双腿也抬离地面,向后抬高约30厘米,手臂向后方举起,手心向下,手指并拢,收紧背部及下腰部的肌肉,尽可能向上,像一只飞翔的鸟,用腹部保持平衡,将双腿始终并拢、绷直,保持10秒。

4. 呼气,慢慢将上身、手臂、双腿放落地面,头可转向一侧,手心向上放体侧,放松休息20秒,重复动作。

🕐 练习时间

早晨空腹,中午空腹或者晚饭3个小时后。

⊕ 注意事项

➡ 抬高的腿至少要保持20厘米以上,且一定要伸直。

➡ 孕妇或背部受伤者,禁止作此动作。

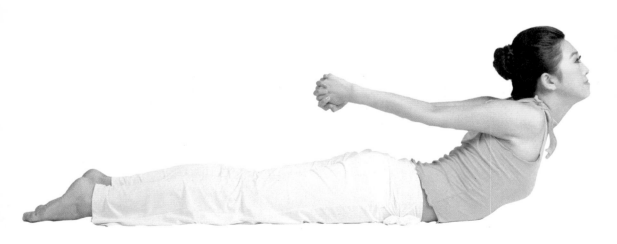

瑜伽 眼镜蛇式

促进肝肾血液循环

🔍 练习作用

眼镜蛇式以俯卧后弯的方式温和地刺激了腹脏器官，起到了按摩肝肾，促进激素的平衡，助消化，改善循环的作用。可以使肝、肾获得更多血液的滋养，提升呼吸系统、内分泌系统、消化系统及生殖系统的健康。

💚 动作要领

1. 选择俯卧的姿势，下颌点地，双臂自然放于体侧，双手握空拳。
2. 收缩双腿、臀部肌肉，双手掌心向下，指尖向前，放于胸的两侧，下巴抵于垫子上。
3. 吸气，慢慢抬高上身，用脊背的力量使背部向后弯曲，尽量将上身与地面保持垂直，同时双臂伸直，视线注视上方，尽量太高下巴，均匀呼吸，保持20秒。
4. 呼气，上半身慢慢地还原于初始姿势。

🕐 练习时间

饭前或饭后3小时后。

⚠️ 注意事项

➡ 保持姿势时，手臂尽量伸直。但若感觉吃力，就弯肘把躯干放低，直到自己能适应为止。
➡ 肚脐应尽量贴地，以增加下背部的伸展，同时也防止身体抬得太高而拉伤背肌。

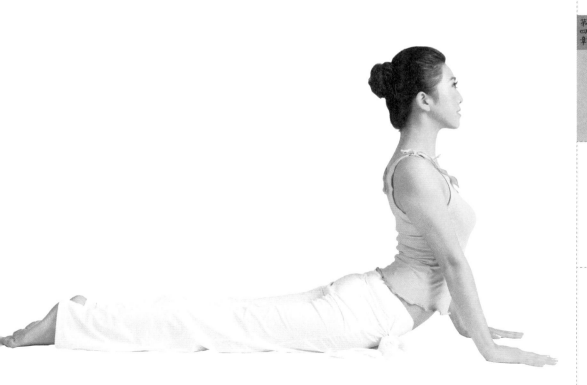

171

瑜伽 骆驼式

减去腰腹部多余脂肪

练习作用

有利于消化、排泄、生殖系统，胸部肝脏、腹部肾脏，喉部、甲状腺、甲状旁腺。扩展胸腔，有益肺脏，减少腰、腹多余脂肪。

动作要领

准备： 做一些原地拉伸动做，以活动全身肌肉关节。

方法：

1. 双膝跪下，两腿打开与髋同宽，脚板朝天。大腿及躯干成一直线，与地面成90度角。双手放在臀部处，手肘屈曲，挺直腰背，肩膊及手肘朝向后方。
2. 慢慢把身体向后弯，收紧大腿、臀部和腹部肌肉，脸朝着天花板。
3. 胸部向上提神，头部放松，保持呼吸自然，双手抓住脚跟。保持这个姿势约15至30秒。然后将双手放回臀部上方，慢慢地恢复原来姿势。

练习时间

饭后3小时候练习。练习完毕1个小时之后再进食或沐浴。

注意事项

➡ 此姿势拉伸的幅度较大，故当腰椎感觉到过于疼痛的时候，应及时返回，避免脊椎损伤。

➡ 大腿和臀部肌肉必须用力，尤其是向后弯腰时，收紧大腿和臀部肌肉，才不会受伤。

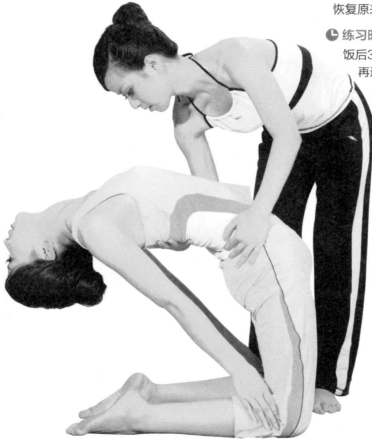

太极拳

畅通全身气血

练习作用

太极为一种拳术，融合了易经的阴阳之道、中医经络学、道家导引吐纳之精华，动作连贯圆柔，绵绵不断，循环反复，千变万化。经常练习太极，能令全身气血畅通，对脾、胃、肾、肝等起到藏精化血的功效。太极拳的流派很多，不过这些太极方法比较复杂，不适合忙碌的现代人。一般来说，24式简化太极拳招式较少，比较适合现代人。这里介绍一招对肝肾有益的动作以供大家练习。

野马分鬃

两脚开立，与肩同宽，膝部稍微弯曲，双手自然下垂，放在身体两侧。

1. 上体右转，身体重心移至右腿，右臂收在胸前平屈，手心向下，左手经体前向右下划弧放在右手下，手心向上，两手心相对成抱球状，左腿随即收到右脚

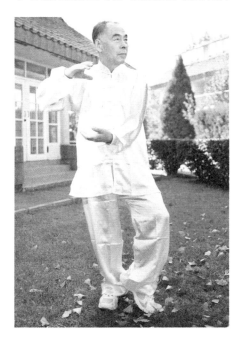

内侧，脚尖点地，眼看右手。

2. 身体左转，左脚向左前方上一步，右脚跟后蹬，右腿自然伸直，成左弓步，同时上体继续向左转，左、右手随转体慢慢分别向左上、右下分开，左手高与眼平（手心斜向上），肘微屈，右手落在右胯旁，肘也微屈，手心向下，指尖向前，眼看左手。

以上是左野马分鬃动作，右侧动作同理。

练习时间

练太极拳最好在每日黎明或傍晚。黎明时分，人体肝气处于初升状态，肝经与胆经互为表里，所以胆经的内气也处于刚刚上升状态。人体上升状态的肝气和胆气在这个时辰得到体外同质大气的充实，显得更加旺盛有力，有利于从事练功、练体活动。

而傍晚时分，经过一天的活动，关节肌腱活动开了，便于大幅度、高难度的动作演练，可以通过打拳调剂或化解体力或脑力劳动后的疲劳。同时可向外吐放蕴藏在脏腑内的浊气，加强脏腑经络活动功能，疏通气血。

注意事项

● 太极要领有七，虚领顶劲，含胸拔背，手眼相应，意体相随，用意不用力，意气结合，气沉丹田，动中求静，静动结合，势势均匀，连绵不断。这样才能让全身各部位的肌肉疏松协调紧密衔接，达到祛病健身的目的。

● 练习时出拳应稳重沉实，盘架时宜稳实，眼神内敛。做到动作均匀和连绵不断，呼吸自然，上下一致，周身要节节贯通，勿使有丝毫间断。

173

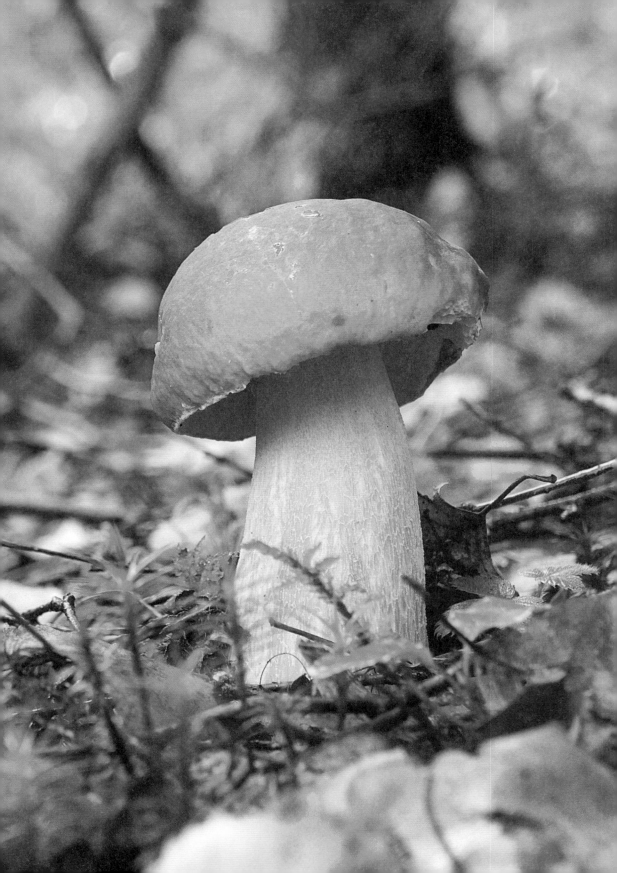

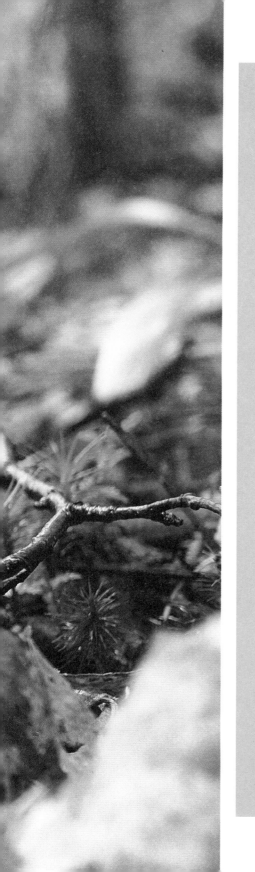

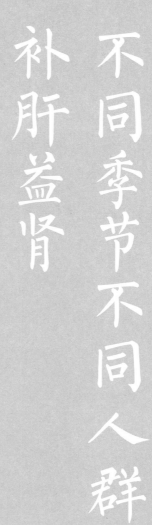

第五章

补肝益肾

不同季节不同人群

春季是万物生发的季节，人体也要生发，各项机能也都会变得亢奋起来。肝的功能活动较旺盛，肝气容易过盛或不及，因而肝病多在春季发生或复发。

肾水生肝木，肝木的生发，是要以肾水为后盾的。人体有足够的肾水可供肝木生发，肾精充足，肝木的生发之气才能充分施展。在春季，人们应注意保护阳气，使之不断充沛而避免耗伤。

⊕ 饮食调养原则

➡ 春季饮食宜适当吃些甜食，多吃甜食有利于加强肝、脾、胃的功能。同时，春季不能吃太多的酸味食物，少食生冷油腻之物，用药当偏温补，最忌苦寒，更不能过食大辛大热食物，以免耗气伤阴。宜食温热食物。

➡ 选择热量较高的主食，以补充冬季的热量消耗以及提供春季活动所需的热量。

➡ 选择蛋白质丰富的食物，如鱼肉、畜肉、鸡肉、奶类和豆制品，这些食物有利于在气候多变的春季增强机体抗病能力。

➡ 选择维生素和无机盐含量较多的食物，可以预防疾病、提高身体的免疫力。海产品，黄、红色水果中含无机盐比较多。

◐ 肝硬化患者不容忽视的生活建议

➡ 春季万物复苏，整个自然界生机勃勃，顺应阳气生发的特点，在起居方面也要相应改变。做到适当的早睡早起。早起的时间为太阳从地平线升起的时候，晚睡则不宜超过11时。通宵达旦的夜生活会扰乱人体生物钟，导致机体阴阳失衡。

➡ 由于冬天怕冷，穿戴衣帽较多，人们对外界天气变化的适应能力下降，尤其是老人、婴幼儿及体弱多病者更难以适应。因此在早春时节要保暖，衣服不可顿减，注意防风御寒，养阳敛阴，老人、婴幼儿及体弱多病者尤其应注意脚部、背部保暖。

➡ 性生活要适度，不勉强，不放纵。

➡ 情志调节，适时宣泄郁闷情绪，想法使自己保持春天阳光般的心情。

◯ 运动建议

➡ 在运动调养方面，春天也是要顺应"升发"的特点，多做运动，采纳自然之气，及时养阳。宜在柔和的晨光下，散步、慢跑、快步走、做操、放风筝、打球等，也可多做一些如广播体操等的伸展运动，或练习八段锦、太极拳等，或到近郊、风景区去春游。既可舒缓形体，又可调理气血，提高心肺功能，增强身体素质，减少疾病的发生。同时，在优美的环境中锻炼还可达到心胸开阔、心情愉快的效果。

➡ 早春气候乍暖还寒，户外锻炼应注意保暖。春季草长花开，花粉飘荡。花粉过敏者锻炼时要穿长衣长裤及鞋袜，尽可能避开鲜花开放的地方。

♡ 最佳中药选择

☺ 推荐中药

柴胡	陈皮	太子参	黄芪
	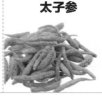		

何首乌	白芍	山萸肉	石斛	淮山药
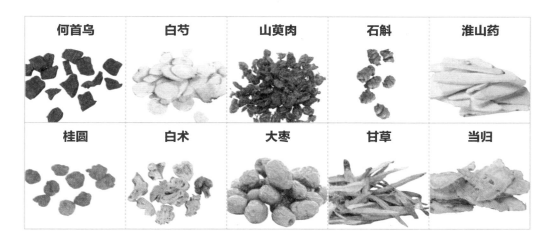				
桂圆	白术	大枣	甘草	当归

◐ 重点食物选择

😊 推荐食物

红糖	蜂蜜	花菜	胡萝卜	奶制品
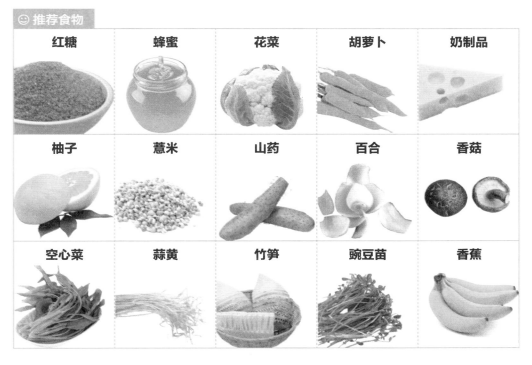				
柚子	薏米	山药	百合	香菇
空心菜	蒜黄	竹笋	豌豆苗	香蕉

😕 禁忌食物

羊肉	狗肉	鹿茸	人参	猪肝
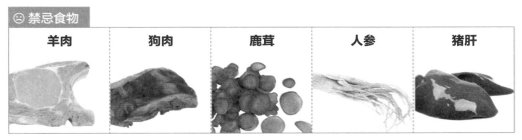				

香菇竹笋清汤面

材料 面条250克，香菇、竹笋、瘦肉各30克。

调料 鲜汤40克，红油5克，蒜末、姜、葱、香菜各少许。

做法

1. 竹笋、香菇、瘦肉切成丝；姜、葱分别切末；姜末、葱末、蒜末、红油调和成味料。
2. 锅置火上，下入竹笋、香菇、瘦肉炒香，加鲜汤煮熟。
3. 锅烧开水，下入面条煮熟，捞出盛入碗中，将香菇、竹笋、瘦肉及调好的味料拌匀即可。

功效 此菜可以养补肝益气、养胃，还能生津补血。

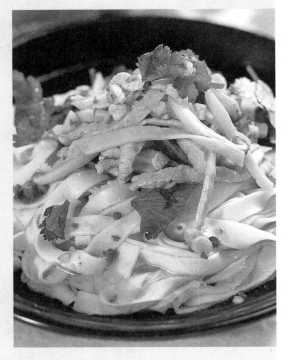

山药芝麻小米粥

材料 山药、黑芝麻各适量，小米70克。

调料 盐2克，葱8克。

做法

1. 小米泡发洗净；山药洗净切丁；黑芝麻洗净；葱洗净切花。
2. 锅置火上，倒入清水，放入小米、山药同煮开。
3. 加入黑芝麻同煮至浓稠状，调入盐拌匀，撒上葱花即可。

功效 山药是补益脾气的良药，黑芝麻能润肠、补中、益肾。此粥既可调中补虚，又可养阳敛阴。

夏季是一年中天气最热的季节，人体新陈代谢旺盛，气血运行活跃，皮肤毛孔开泄，并通过出汗调节体温。大量的出汗消耗人体能源，容易损伤肝组织。夏天阳气发越于外，这时候体内是阴寒的，肾在人体的更深处，尤其虚寒，肾阳容易受损。所以夏季保肝护肾宜温扶阳气。高温天气，人们会因热而心烦，而且暑多夹湿让人感到不清爽，也要兼顾化湿健脾和清心养神。

饮食调养原则

⊙ 夏季饮食应该多吃清凉可口、容易消化的食物，如喝粥。而在菜肴的搭配上，要以素为主，以荤为辅，选择新鲜、清淡的各种时令蔬菜。除了蔬菜，夏季也是水果当道的季节。水果不仅可以直接生吃，还能用来做各种饮品，既好吃，又解暑。

⊙ 夏季宜适当吃酸味食物，酸味食物能够敛汗、止泻、祛湿，既可以生津止渴、健脾开胃，又能够预防因流汗过多而耗气伤阴。不能忍受过酸者，可在菜肴中适量加点醋，不仅可以防止胃肠道疾病，还能够消毒杀菌。

⊙ 长期缺钾易致中暑，所以夏季要多吃些含钾丰富的食物。

⊙ 夏季气温高，可进食一些凉拌菜，但一定要注意饮食卫生。许多病原微生物滋生很快。应将蔬菜洗干净，做菜时适当加入一些蒜、姜等，以起到杀菌的作用。

⊙ 不宜过多食用生冷及冰镇的饮料及食物，以免损伤肾阳。

⊙ 不宜多吃热性食物，以免助热生火。

肝硬化患者不容忽视的生活建议

⊙ 做好防暑降温的措施。夏季天气很热，如果长期暴晒，更容易大量出汗，肝脏负担加重，血管扩张，血容量相对不足，也会因此引起肾血流供血不足，出现缺血。

⊙ 不宜长时间在空调低温环境中逗留。空调房中不是自然风，空气污浊，易滋生病菌，损伤肝肾。

⊙ 夏天昼长夜短，睡眠时间减少，可以通过午睡等方式保证充足的睡眠，有利于免疫力的修复，对肝肾疾病的预防有举足轻重的作用。

⊙ 调整情绪。人们在夏天容易情绪波动，导致肝气上逆，从而损伤肝脏功能。应心平气和、乐观开朗，降低肝火。

运动建议

⊙ 夏季因为天气炎热，运动量宜小不宜大。最好选择小强度的有氧运动，如游泳、慢跑、散步，或室内运动如瑜伽、健身操、游泳以及器械锻炼等，都比较适合。

最佳中药选择

☺ 推荐中药

麦冬	金银花	西洋参	太子参
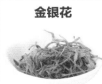	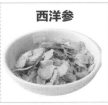	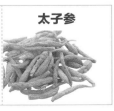	

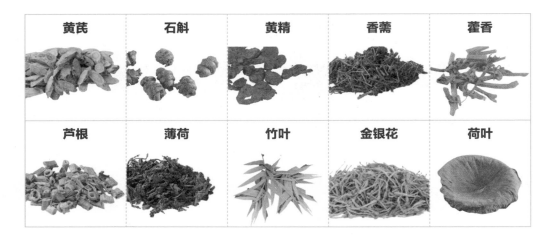

黄芪	石斛	黄精	香薷	藿香
芦根	薄荷	竹叶	金银花	荷叶

● 重点食物选择

☺ 推荐食物

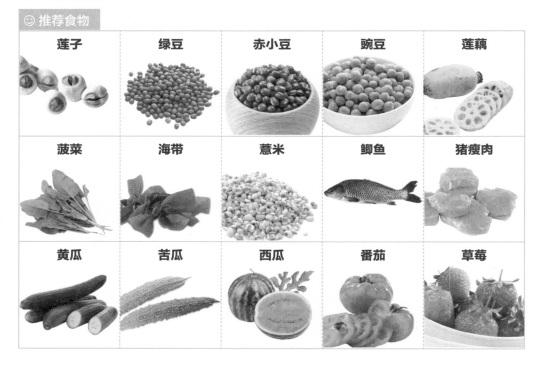

莲子	绿豆	赤小豆	豌豆	莲藕
菠菜	海带	薏米	鲫鱼	猪瘦肉
黄瓜	苦瓜	西瓜	番茄	草莓

☹ 禁忌食物

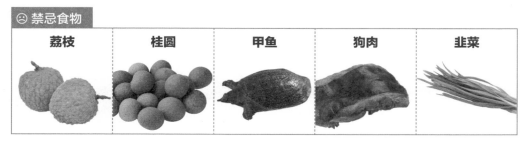

荔枝	桂圆	甲鱼	狗肉	韭菜

优选食谱推荐

莲子百合排骨汤

材料 莲子、百合各50克，枸杞子15克，排骨500克，米酒适量。

调料 盐、鸡精各适量。

做法

1. 将排骨洗净，斩块，放入沸水中汆去血水，捞出；枸杞子泡发，洗净备用。
2. 将莲子和百合分别洗净，莲子去心，百合掰成瓣，备用。
3. 将莲子、百合、排骨一同放入锅中，炖煮至排骨完全熟时放入米酒，起锅前放入枸杞子及盐、味精即可。

功效 滋养心阴、安神定志、舒缓神经。

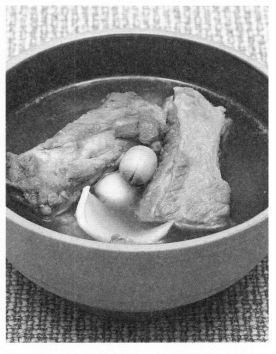

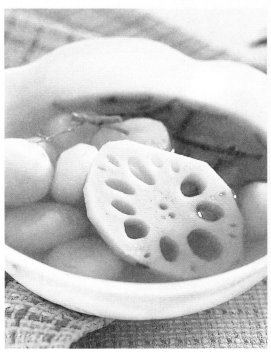

马蹄鲜藕茅根汤

材料 鲜白茅根50克，马蹄、鲜藕各200克。

调料 盐少许。

做法

1. 将马蹄、鲜藕洗净，去皮，切块；白茅根洗净，切碎备用。
2. 锅内加适量水，放入马蹄块、藕块、白茅根，大火烧沸。
3. 改用小火煮20分钟即可。

功效 本品具有凉血止血、清热利尿、解暑止渴等功效。

第五章 补肝益肾 不同季节不同人群

181

秋季 养阴为主兼顾肝肾之气

秋季天气变得凉爽、干燥，阳气渐收，阴气逐渐生长起来。人体的生理活动也逐渐由外向活跃转为内敛收藏。人在这时候会感觉特别燥，而肾主水液，肾水充足，身体才能保持滋润，不受秋燥的影响。根据中医五行理论，肺与秋天同属于金，肝属于木，肺金克肝木；肺金当秋而旺，可制约肝气，导致秋天肝气多虚。此时养生宜注意养阴，兼顾补益肝肾之气。

⊕ 饮食调养原则

➡ 秋季饮食宜"多酸少辛"。肺主辛味，肝主酸味，辛味能胜酸，所以要多摄入酸性食物，以加强肝脏功能。从食物属性来讲，少吃辛、多吃酸，有助生津止渴，缓解秋燥。

➡ 秋天寒冷干燥，有的人感到脸庞紧绷，甚至连嘴唇都会出现干裂等。其主要原因是缺少核黄素。含核黄素较多的食物包括动物的肝、肾、心，奶及其制品，禽蛋类，豆类及其制品，谷类。

➡ 忌食用辛辣、刺激、油腻的食物，这些食物会起到助湿生热的作用。

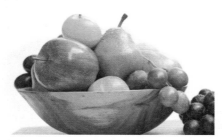

中秋之后天气干燥，易出现口渴、咽干、唇燥、皮肤干涩等"秋燥病"，应多吃应季水果，以满足机体的需要，提高抗燥病能力。

○ 生活建议

➡ 秋季宜早睡早起，保证睡眠充足，注意劳逸结合，防止房劳伤肾。

➡ 初秋白天天气温高，电扇不宜久吹；深秋寒气袭人，既要防止受寒感冒，又要经常打开门窗，保持室内空气新鲜。在条件许可情况下，居室及其周围可种植一些绿叶花卉，让环境充满生机，又可净化空气，促进身体健康。

○ 运动建议

➡ 秋季运动量不宜过大，以防出汗过多，阳气耗损。宜选择轻松平缓、活动量不大的项目。

➡ 以防秋燥。可进行慢跑、散步、太极拳、五禽戏、八段锦、保健操等。秋游也是一种很好的活动形式，既可调节精神，又可强身健体。

➡ 秋天气候干燥，运动者来若出汗较多，可适量补充些盐水，补充时以少量、多次、缓饮为准则。

♡ 最佳中药选择

☺ 推荐中药

沙参	麦冬	阿胶	玉竹
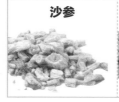		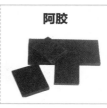	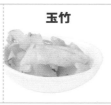

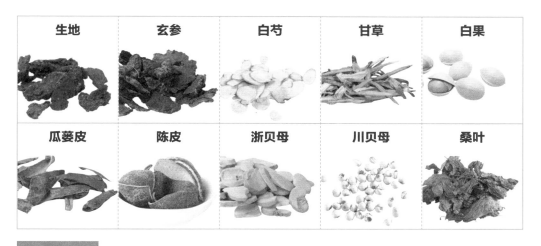

生地	玄参	白芍	甘草	白果
瓜蒌皮	陈皮	浙贝母	川贝母	桑叶

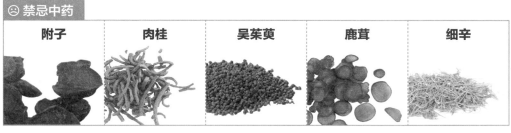

附子	肉桂	吴茱萸	鹿茸	细辛

◯ 重点食物选择

☺ 推荐食物

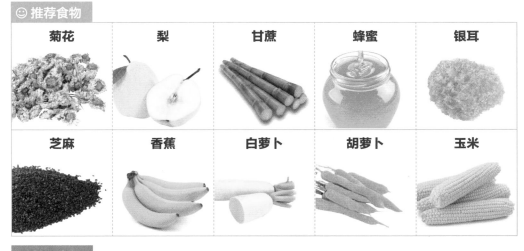

菊花	梨	甘蔗	蜂蜜	银耳
芝麻	香蕉	白萝卜	胡萝卜	玉米

☹ 禁忌食物

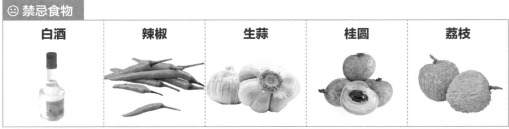

白酒	辣椒	生蒜	桂圆	荔枝

第五章 补肝益肾 不同季节不同人群

183

白果蒸鸡蛋

材料 白果10颗，鸡蛋2只。

调料 盐适量。

做法

1. 白果洗净剥皮；鸡蛋磕破盛入碗内，加盐打匀，加温水调匀成蛋汁，滤去浮末，加入白果。
2. 锅中加水，待水滚后转中小火，隔水蒸蛋，每隔3分钟左右掀一次锅盖，让蒸气溢出，保持蛋面不起气泡，约蒸15分钟即可。

功效 补气养肺，润燥止咳，健脑益智。

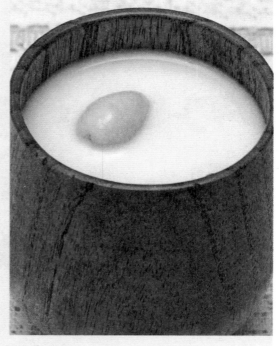

银耳雪梨煲鸭

材料 银耳30克，老鸭300克，雪梨1个，姜片适量。

调料 盐5克，味精3克，鸡精2克。

做法

1. 鸭斩件，洗净；雪梨洗净去皮，切块；银耳泡发后切小朵；生姜洗净去皮，切片。
2. 锅中加水烧沸后，下入鸭块稍氽去血水，捞出。
3. 将鸭块、雪梨块、银耳、姜片一同装入碗内，加入适量清水，放入锅中炖40分钟后，调入盐、味精、鸡精即可。

功效 清肺润燥、生津止渴、降低血压。

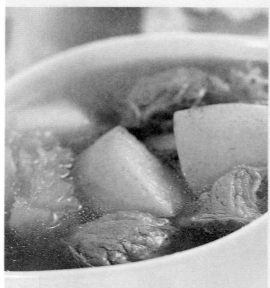

冬天天寒地冻，是生机潜伏，万物蛰藏的时令，人体阳气偏虚、阴寒偏盛，寒邪易伤肾阳，而肝气偏盛容易气滞血淤。养生要守避寒冷，助生阳气，求取温暖，特别要护肝养肾。不要使皮肤开泄而令阳气不断地损失，这是适应冬季的气候而保养人体闭藏机能的最佳方法。尤其是肝肾病患者，冬季没有做好保肝护肾"功课"，开春后病情易加重。

⊕ 饮食调养原则

⊙ 提高热能的供给，多吃含有蛋白质、碳水化合物的食物。

⊙ 多吃些能增强机体御寒能力的食物。

⊙ 多吃红色食品，红色食品所含的β－胡萝卜素可防治感冒。

⊙ 冬季阳气衰微，天气寒冷人们很少出汗，减少食盐的摄入量，可以减轻肾脏的负担。

♥ 生活建议

⊙ 冬季的起居更应早睡晚起，避寒就暖，绝不提倡"闻鸡起舞"。

⊙ 冬天要保持室内空气流通，因为冬季，人们习惯把房子的门窗关得紧紧的，室内空气不能流通，会造成二氧化碳浓度过高，空气受到严重污染。不利于人体健康。

⊙ 冬季多晒阳光对人体健康十分有益。多去户外晒晒太阳，有助于放松心情，预防抑郁症，保护肝脏。

⊙ 冬季养生应节制房事，养藏保精，对于保护肾脏预防春季温病具有重要意义。

⊙ 冬季天气寒冷，应注意防冻保暖。

⊙ 调整情绪。人们在夏天容易情绪抑郁，从而损伤肝脏功能。应心平气和、乐观开朗，情志条达。

◎ 运动建议

⊙ 冬季为了保护阳气，运动以"散步"为主，或去登山、远足。进行一些不很激烈的活动，可以改善体温调节功能，提高耐寒力，改善机体新陈代谢，对心肺功能的提高均有裨益。

⊙ 冬季锻炼时运动量应由小到大，逐渐增加。不宜骤然间剧烈运动，必须要做好充分准备活动，如慢跑、擦面、浴鼻、拍打全身肌肉、活动胳臂和下蹲等。因为这时气温低，体表血管遇冷收缩，血流缓慢，韧带的弹性和关节的灵活性降低，极易发生运动损伤。准备活动的运动量应由小到大，逐渐增加，以感到身体热量外泄、微汗为宜。

黑芝麻、黑豆等黑色食物在冬季食用有暖身固肾作用。

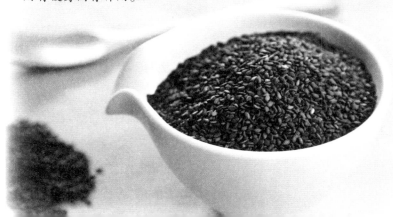

◔ 最佳中药选择

☺ 推荐中药

枸杞子	黄芪	党参	白术	菟丝子
熟地黄	杜仲	当归	制首乌	红枣

◔ 重点食物选择

☺ 推荐食物

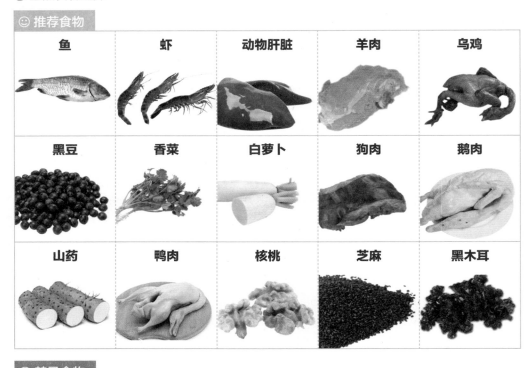

鱼	虾	动物肝脏	羊肉	乌鸡
黑豆	香菜	白萝卜	狗肉	鹅肉
山药	鸭肉	核桃	芝麻	黑木耳

☹ 禁忌食物

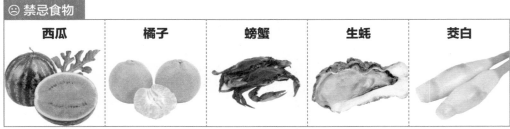

西瓜	橘子	螃蟹	生蚝	茭白

肾气乌鸡汤

材料 熟地、淮山各15克，山茱萸、丹皮、茯苓、泽泻各10克，牛膝8克，乌鸡腿1只。

调料 盐适量。

做法

1. 将乌鸡腿洗净，剁块，放入沸水中汆烫，去掉血水。
2. 将乌鸡腿及所有的药材放入煮锅中，加适量水至盖过所有的材料。
3. 以武火煮沸，然后转文火续煮40分钟左右，调入盐即可。

功效 此品可滋阴补肾、温中健脾。

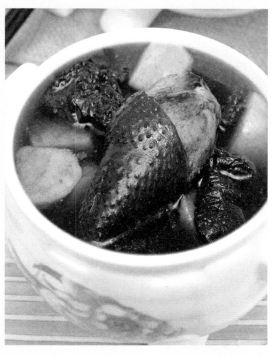

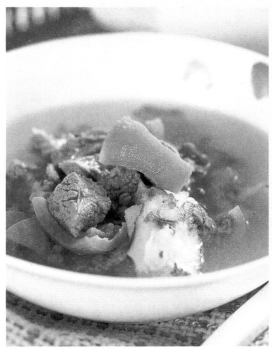

花椒羊肉汤

材料 当归20克，生姜15克，羊肉500克。

调料 花椒3克，味精、盐、胡椒各适量。

做法

1. 羊肉洗净，切块。
2. 花椒、生姜、当归洗净，和羊肉块一起置入砂锅中。
3. 加水煮沸，再用文火炖1小时，用味精、盐、胡椒调味即成。

功效 暖中补虚、益肾壮阳。用于阳气虚、怕冷、脾胃虚寒、冻疮患者。

男性在面对压力时，更易出现血压增高、肾上腺素分泌增加的情况。男人的胆固醇代谢经常遭到破坏，易患心脏病、中风、心肌梗死和高血压等疾病。相较于女性，男性在耐寒、耐饥、抗疲劳等方面也稍逊一筹。但现实生活中男性又必须承担较大的工作和生活压力，因此如何加强自身肾的保护就显得尤其重要了。

饮食调养原则

● 应多摄入含纤维的食物，以加强肠胃的蠕动，降低胆固醇。

● 宜食富含镁的食物，以助提高男性的生殖能力。

● 适量补充富含锌的食物。人体内锌缺乏，会引起精子数量减少，影响男性生理功能，富含锌的食物有瘦肉、牡蛎、牛奶、豆类、土豆等。

● 维生素A、维生素E、维生素C都有维护男性性功能的作用，应适量补充。

生活建议

● 多饮水。大多男性都有吸烟、饮酒的习惯，体内积累毒素。饮水能帮助人体将新陈代谢的废物排出，降低有毒物质在肾脏中的浓度，从而避免肾脏受到损害。

● 注意腰部保暖，男性再日常生活中要注意防止腰部受风、寒、湿邪的侵袭，以避免肾脏受损而影响或降低肾脏的功能。

● 性生活要适度，以免造成对肾精、肾气的伤害，尤其是中年以后的男性，一定要注意房事的节制。

运动建议

● 18~30岁的男性充满了青春的活力与朝气，是人的一生中体格最健壮、精力最旺盛的时期，身体各部分发育趋于完善，身体素质的发展达到了人生的最高水平。在这一阶段，参加各种体育运动不受限制，跑步、高抬腿走、游泳、舞蹈训练、器械训练等都很适合；31~50岁的男性，生理机能上已开始出现衰退的迹象，体力下降，肌力减弱，肺通气量降低，体重、腰围增加，劳累之后恢复过程变长，比较适合慢跑、骑自行车、哑铃、健身操等中度运动量的活动；50岁以上的男性已经进入老年，机体各器官功能及形态开始趋于老化，心脏负荷能力减弱，肺功能降低，新陈代谢及消化功能下降，此时运动要适量，适合健身操、散步、爬楼梯、太极拳、拉伸等运行动量较小的活动。

专家连线

男人房事养生须知

饱食、醉酒后不宜行房

进食过量会给脾胃造成负担，又复行房事，使气血趋于周身，脾胃气血相应减少，会影响消化吸收功能的正常发挥。醉酒入房也是房事养生之大忌，极易耗竭肾中精气，贻害无穷。

◐ 最佳中药选择

☺ 推荐中药

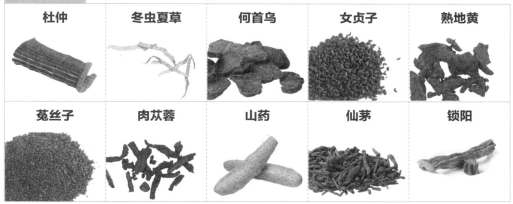

| 杜仲 | 冬虫夏草 | 何首乌 | 女贞子 | 熟地黄 |
| 菟丝子 | 肉苁蓉 | 山药 | 仙茅 | 锁阳 |

◐ 重点食物选择

☺ 推荐食物

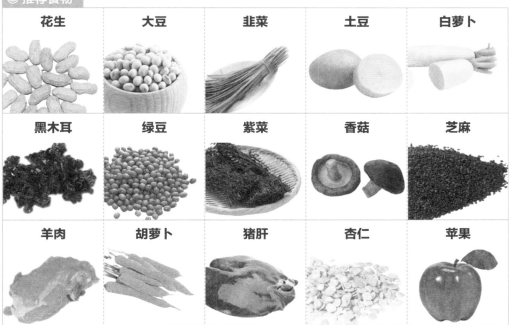

花生	大豆	韭菜	土豆	白萝卜
黑木耳	绿豆	紫菜	香菇	芝麻
羊肉	胡萝卜	猪肝	杏仁	苹果

☹ 禁忌食物

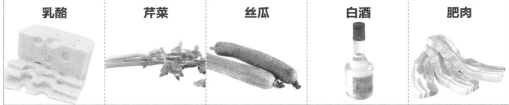

| 乳酪 | 芹菜 | 丝瓜 | 白酒 | 肥肉 |

苁蓉羊肉粥

材料 肉苁蓉30克，羊肉200克，粳米、葱白、生姜各适量。

调料 盐5克。

做法

1. 煎煮肉苁蓉，取汁去渣；
2. 粳米、羊肉同药汁共煮粥
3. 将熟时加入盐、生姜、葱白。

功效 肉苁蓉能补肾壮阳、填精益髓、润肠通便、延缓衰老。其与甘温能益气补虚、温中暖下羊肉合煮为粥，能增强补肾益精的功效。

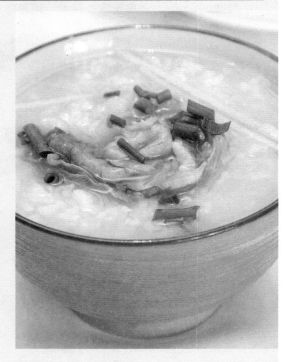

桂圆山药豆浆

材料 桂圆20克，黄豆60克，山药、冰糖各10克。

做法

1. 桂圆去壳，去核，洗净备用；黄豆加水泡至发软，捞出洗净；山药洗净切丁备用。
2. 将上述材料放入豆浆机中，添水搅打成豆浆，烧沸后滤出豆浆，趁热加入冰糖拌匀。

功效 具有滋补强体、益肾补虚、养血固精的功效，尤其适合男性饮用。

女性有经、孕、产、乳等生理特点，气血是月经、养胎、哺乳的物质基础，女性养生关键是对气血进行调养。中医认为，血生于脾，藏于肝。血是靠气推动的，气有行血、化血、载血等诸多功能。气虚则血亏，气滞则血瘀，气乱则血崩，气逆则血拂，气陷则血脱。总体而言，只有养好脾气和肝血，气血活动正常，女人才能永葆健康美丽。女性要有自觉养肝血、补脾气的意识。

☉ 饮食调养原则

➲ 均衡摄入动物肝脏、蛋黄、谷类等富含铁质的食物。

➲ 维生素C能帮助人体吸收铁质，优化人体造血功能，所以也要充足地摄入。

➲ 蛋白质、微量元素（如铁元素）、叶酸、维生素B_1都是"造血原料"，含有这类物质的食材也应多吃。

➲ 女人在经期若失血过多，会使血液中的营养成分（血浆蛋白、钾、铁、钙、镁等）流失。因此，在月经结束后的1~5日，应多补充蛋白质、矿物质及补血的食品。

☉ 生活建议

➲ 中医认为，若情志不畅，肝气郁结，则使血液耗损。所以，女性保养气血不易伤心动怒、悲观忧郁，维持平和的心态、愉悦的心情、开朗的态度。

➲ 生活规律、起居有时、劳逸结合、娱乐有度、性生活有节、睡眠充足、少烟少酒，这些对女性的经血顺畅以及抗老防衰都会有很大的帮助。

☉ 运动建议

➲ 18~30岁的女性身体形态、机能的发展已日趋完善，肌肉弹性及柔韧性好，腰部和关节活动范围比男子大，在这一阶段，适宜从事体操、武术及舞蹈等运动；31~50岁的女性，身心发展达到成熟，但体重、围度等方面指标还有增长的趋势，而身体机能、素质等能力指标稍微下降，比较适合慢跑、拉伸运动、健身操等中度运动量的活动，以维持身体代谢平衡；50岁以上的女性已经进入老年，已经绝经，在心理上容易产生失落感和忧郁感，此时应加强户外活动，多呼吸新鲜空气，使自己心情愉快、精神健康，改善机体的机能状态。

专家连线

女人特殊时期的养护要点

经期补血

经期是女性的一个特殊时期，因此需要特别的呵护。中医主张女性经前宜疏肝，经期宜调和气血，经后宜健脾益肾、补益气血。

孕期固胎

中医认为，孕早期女性气血流动没有孕前畅顺，气血不足则会使脾胃虚弱，故孕早期（前3个月）要健脾和胃。孕中期（第4~7月）是胎儿身体各系统组织迅速发育的时候，基本要保证各种营养物质的均衡摄取，故应注意补气养血。孕晚期（后3个月）孕妇以补气、养血、滋阴为主，为分娩的消耗做好准备。

女人 养血补脾

◗ 最佳中药选择

☺ 推荐中药

黄芪	大枣	党参	川芎	白芍
当归	桂圆	何首乌	太子参	阿胶

◗ 重点食物选择

☺ 推荐食物

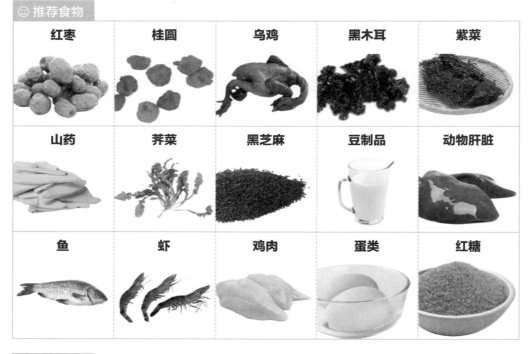

红枣	桂圆	乌鸡	黑木耳	紫菜
山药	荠菜	黑芝麻	豆制品	动物肝脏
鱼	虾	鸡肉	蛋类	红糖

☹ 禁忌食物

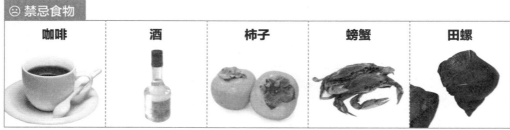

咖啡	酒	柿子	螃蟹	田螺

党参枸杞红枣汤

材料 党参20克，红枣、枸杞各12克

做法

1. 将党参洗净切成段；红枣、枸杞放入清水中浸泡5分钟后捞出备用。
2. 所有材料放入砂锅中，冲入适量开水，煮约15分钟即可。

功效 本品可益气养血、滋阴补肝肾，还可抑制细胞老化，能有效防衰抗老，保养卵巢。

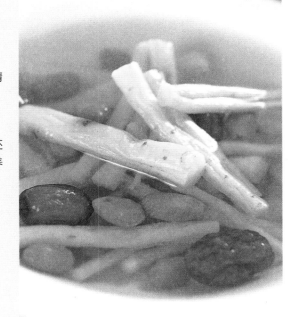

醪糟葡萄干

材料 醪糟150克，葡萄干20克，红枣10克。

调料 糖适量。

做法

1. 将红枣洗净去核，再切成小粒。
2. 锅中加水，下入红枣粒、葡萄干煮开后，再加入醪糟汁。
3. 待煮至入味后，加入糖继续煮稠即可。

功效 本品中的铁和钙含量十分丰富，是女性体弱贫血者的滋补佳品，可补血气、暖肾，治疗贫血。

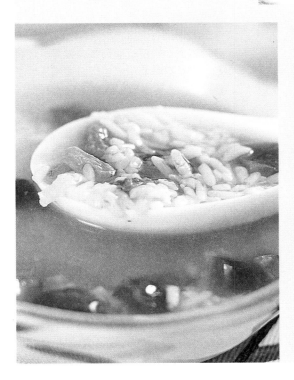

第五章 补肝益肾　不同季节不同人群

老年人体质渐差，生理上开始由盛转衰，出现了阴阳、气血、脏腑、形体的老化与不足，导致抗病能力较差，易受外邪侵袭而引起疾病。病后又因正气的消耗，使阴阳气血失调，加快了衰老的速度。中医认为，肾为人体先天之本，主骨生髓，主发育与生殖；肝主藏血，中老年人养生保健应以补肝益肾为主。

饮食调养原则

⊙ 老年人宜多食具有健补脾胃、益气养血作用的食物。

⊙ 老年人消化吸收功能降低，食物宜柔软不宜粗糙。应避免食用带刺带骨的食物，更不能食用硬、脆的干食品。

⊙ 老年的饮食应该是含有充足蛋白质和维生素、适量碳水化合物、低脂肪、易消化的清淡饮食。

⊙ 饮食要以优质的动物性蛋白质为主，如瘦肉、鱼虾、蛋、奶、豆制品等。

⊙ 老年不应进食高脂肪饮食，烹饪时以含不饱和脂肪酸较多的花生油、豆油、玉米油、芝麻油等植物油为主，少食动物性脂肪。

⊙ 老年胃肠道功能及食欲较差，烹调要注意色香味，食品搭配要多样化，以改善食欲。还应注意尽量不吃或少吃油炸、烟熏、腌制的食品。

生活建议

⊙ 谨慎用药。老年人因为肝功能下降，药物在体内的代谢减慢。吃过多的补药或其他药物，就容易导致药物蓄积，极易发生药物中毒。

⊙ 戒酒。酒对肝脏损害较大。酒的主要成分是酒精，可使肝脏发生脂肪肝、酒精性肝病、肝硬化等疾病。

运动建议

⊙ 老年人的身体各部位老化已经相当明显，而延缓这一过程的最好办法就是参加适宜的运动锻炼。这一时期老年人健身运动应以轻度活动即低能最运动为主。太极拳、门球、体操、游泳、划船及高尔夫球都合适。

⊙ 运动时间每天可一次或几次相加在30分钟以上。轻度运动有余力者可以过渡到中度，身体健康者也可以直接从中度运动开始，至于剧烈运动应列为禁忌。

专家连线

老年人忌"饭后一杯茶"

许多老年人有搁下饭碗就喝茶的习惯，其实这并不可取。实验证明，饭后饮用15克茶叶冲泡的茶水，会使食物中的铁吸收降低50%。茶叶中含有较多的酸和茶碱，酸进入肠胃道以后，会抑制胃液和肠液的分泌。刚吃过饭，胃内装满食物，胃液正在分泌，大量茶水入胃，会冲淡胃液，影响消化，同时还加重了胃的负担，使腹压增加，对心脏也不利。

◗ 最佳中药选择

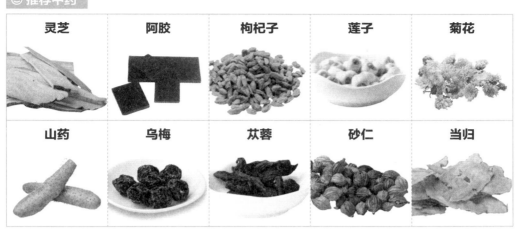

灵芝	阿胶	枸杞子	莲子	菊花
山药	乌梅	苁蓉	砂仁	当归

◗ 重点食物选择

☺ 推荐食物

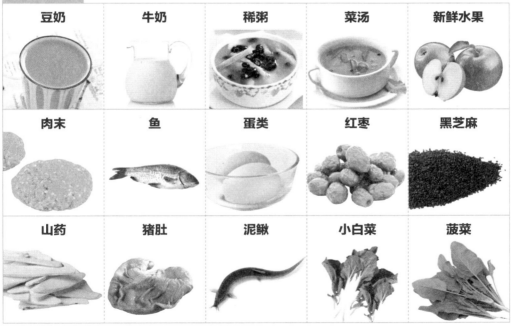

豆奶	牛奶	稀粥	菜汤	新鲜水果
肉末	鱼	蛋类	红枣	黑芝麻
山药	猪肚	泥鳅	小白菜	菠菜

☹ 禁忌食物

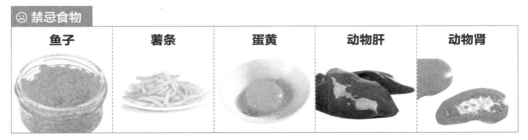

鱼子	薯条	蛋黄	动物肝	动物肾

第五章 不同季节不同人群 补肝益肾

淡菜粥

材料 淡菜150克，竹笋100克，大米80克。

调料 盐、鸡精、鲜汤、白胡椒粉各适量。

做法

1. 淡菜洗净，再用温水泡透，捞出沥干水分；竹笋切片；大米淘洗干净。
2. 锅内加鲜汤，加入淡菜、竹笋、白胡椒粉烧开煮15分钟。
3. 下入大米，改小火熬成粥，调入盐、鸡精。

功效 竹笋有促进胃肠蠕动的功效，能治疗便秘、预防肠癌；淡菜是贻贝的干制品，有补肝肾、益精血的功效，可用于治疗虚劳羸瘦、腰痛等症。此粥能补肾益血、延年益寿。

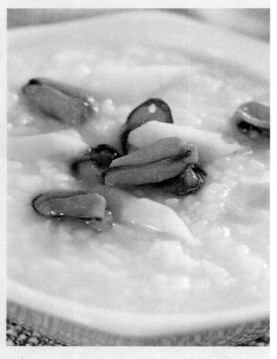

香菇双蛋粥

材料 香菇、虾米少许，皮蛋、鸡蛋各1个，大米100克。

做法

1. 大米淘洗干净，用清水浸泡半小时；鸡蛋煮熟后切丁；皮蛋去壳，洗净切丁；香菇摘洗干净，切末；虾米洗净。
2. 锅置火上，注入清水，放入大米煮至5分熟。
3. 放入皮蛋、鸡蛋、香菇末、虾米煮至米粒开花，调味即可。

功效 香菇能延缓衰老、防癌抗癌、降血压、降血脂。虾米能补肾壮阳、保护心血管系统，防止动脉硬化。

上班族由于长时间使用电脑，会导致皮肤暗黄、眼痛眼干、视力下降等症状。中医认为，"久视伤肝，久坐伤骨"。眼睛的健康取决于肝脏，肝血畅旺，眼睛能够得到滋养。如果过分用眼的话，就会过度消耗肝血，使肝脏不断地处于紧张的工作中，日积月累，就会影响肝脏的健康。"肾主骨，骨生髓，而脑为髓之海"，骨骼的健康取决于肾脏，肾脏的精气旺盛则骨骼健康，而且上班族用脑频繁，大脑长期处于紧张状态，这会导致肾精不足，进而可能会产生头晕、头痛、神经衰弱等症状。所以上班族养生要注意养肝护肾。

📀 饮食调养原则

➡ 减少脂肪的摄入。少吃油炸食品，以防超重和肥胖。

➡ 多吃一些红色蔬菜，它们富含番茄红素和胡萝卜素，可以有效提高机体抗氧化能力，振奋精神，有利于提高工作效率。

➡ 肉类选择以鱼虾为先，其次鸡鸭牛羊肉。

➡ 保证食物纤维的摄入。它可以减少血液中胆固醇的含量，防止肥胖、防止便秘。

➡ 适当补充含锌食品，这类食物有补脑作用，可以增强记忆力。

➡ 日常膳食不宜太精，多吃糙米、全麦食物。这些食物中含有的维生素，是维持脑和神经代谢有关的重要物质。

🌙 生活建议

➡ 戒烟戒酒，加强体育锻炼，使自己有充沛的精力和健康的身体以胜任工作。

➡ 不要长时间久坐不动，长时间久坐不动会使我们的脊柱和腰椎受损，血液循环变慢，大脑供血不足，而致精神萎靡。

➡ 一定要吃早餐。早餐为上午大脑的活动提供能量，如果没有进食早餐，体内无法供应足够血糖以供消耗，便会感到倦怠、疲劳、脑力无法集中。

🏃 运动建议

➡ 上班族由于长时间坐在办公室，活动范围小，很容易堆积脂肪。可选择早上慢步跑、快步走、骑自行车等有氧运动，或者晚上练习瑜伽、普拉提、器械健身等运动方式。周末去登山、远足、滑雪、潜水、游泳等都是不错的选择。也可在工作间原地高抬腿，做拉伸运动。

专家连线

长时间使用电脑者的保健

长时间使用电脑的工作者，如网络程序员、编辑等，在显示屏前工作时间过长，视网膜上的视紫红质会被消耗掉，还会出现头晕、食欲下降、反应迟钝等症状。长期姿势不良、全身性运动减少，还会容易引起腕管综合征与关节炎。在日常饮食中应及时补充维生素A和蛋白质。另外，用菊花和枸杞子合泡成的杞菊茶具有清肝明目的作用，是最适宜长时间电脑工作者饮用的饮品。

◐ 最佳中药选择

☺ 推荐中药

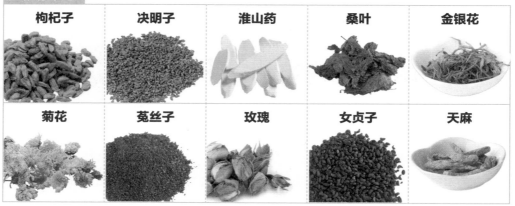

| 枸杞子 | 决明子 | 淮山药 | 桑叶 | 金银花 |
| 菊花 | 菟丝子 | 玫瑰 | 女贞子 | 天麻 |

◐ 重点食物选择

☺ 推荐食物

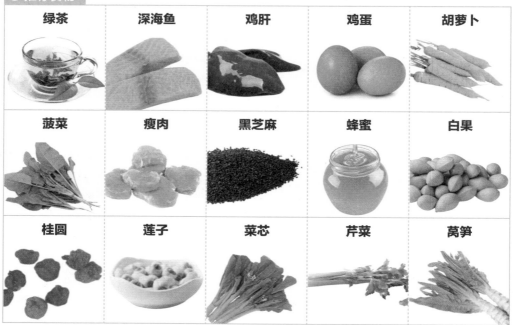

绿茶	深海鱼	鸡肝	鸡蛋	胡萝卜
菠菜	瘦肉	黑芝麻	蜂蜜	白果
桂圆	莲子	菜芯	芹菜	莴笋

☹ 禁忌食物

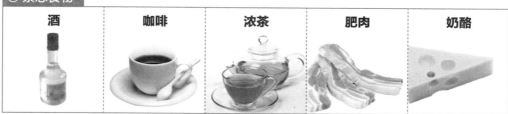

| 酒 | 咖啡 | 浓茶 | 肥肉 | 奶酪 |

莲子木瓜豆浆

材料 木瓜半个，黄豆100克，莲子15克。

调料 白糖适量。

做法

1. 将黄豆提前8小时浸泡。
2. 木瓜去皮，洗净，切成小块，莲子用温水浸泡。
3. 将所有的食材一起放入豆浆机内，加水搅拌，煮熟后加入适量的白糖，即可饮用。

功效 木瓜所含的维生素A、维生素C等，可缓解因长期凝视电脑屏幕而引起的眼干、眼痛等症状。

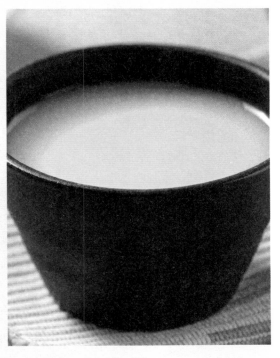

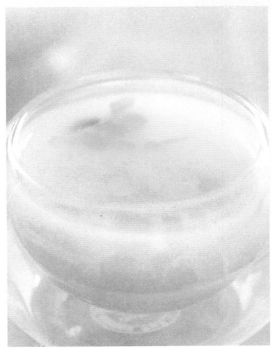

菊花豆浆

材料 菊花15克，黄豆70克。

调料 冰糖适量。

做法

1. 黄豆洗净，用清水浸泡6~8小时；菊花用温水泡开。
2. 将以上食材全部倒入豆浆机中，加水至上、下水位线之间，按下"豆浆"键。
3. 待豆浆机提示豆浆做好后，倒出过滤，再加入适量的白糖，即可饮用。

功效 经常饮用此款菊花豆浆有助于抵抗电脑辐射，保护眼睛，尤其适宜上班族饮用。

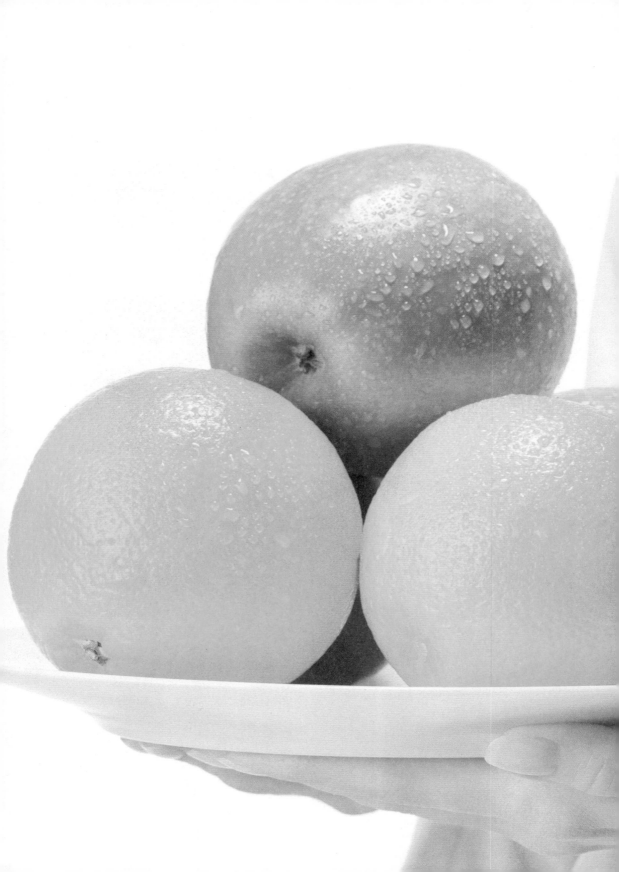

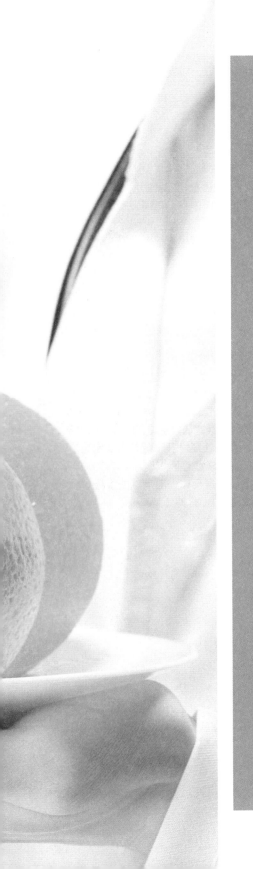

第六章

肝肾常见疾病
对症疗法

慢性肝炎

慢性肝炎是常见的严重传染病之一。肝炎是指通常所说的甲、乙、丙、丁、戊等型肝炎，也包括由于滥用酒精、使用药物或摄入毒物引起的肝炎。

⊙ 饮食调养原则

➡ 肝炎病人可进食较多蛋白质，若病情反复或加重者，应限制蛋白质的摄入量。

➡ 慢性肝炎患者不宜进食过高热量饮食及过量的糖，以免导致脂肪肝的发生及并发糖尿病。

➡ 适当进食含维生素较多的易消化食物，有利肝脏修复。

➡ 肝炎病人应忌酒，即使少量饮酒对肝炎病人也是不适宜的。

➡ 肥胖者在疑有并发脂肪肝时尤其不宜吃或应少吃甜食，并应限制食量，且不应进食高脂肪及富含胆固醇的饮食。

➡ 疑有并发糖尿病的肝炎病人，应在医生指导下调配饮食。

➡ 少吃加工食品或饮料。加工食品或饮料中往往加入防腐剂，对肝脏或多或少都有毒性。

♡ 生活建议

➡ 适当休息，症状明显或病情较重者应强调卧床休息，病情轻者以活动后不觉疲乏为度。

➡ 戒烟。烟中含有多种有毒物质，能损害肝功能，抑制肝细胞再生和修复。因此肝病患者必须戒烟。

➡ 患者要有正确的疾病观，对肝炎治疗应有耐心和信心，保持精神愉快。

➡ 忌用损害肝脏的药物。

♡ 运动建议

➡ 慢性活动性肝炎患者运动量不宜过大，以散步、甩手、做操、打太极拳等运动为主，早晚各1次，每次15分钟。症状明显或病情较重者，只宜卧床休息。

➡ 慢性迁延性肝患者，运动量可适量增加。快走或慢跑，500～3000米范围皆可；打乒乓球、羽毛球或太极拳等，每次30～40分钟。

专家连线

患了病毒性肝炎要配合治疗

充足的休息、营养以及预防并发症，是治疗各型肝炎的主要方法。如果是传染性肝炎，患者应积极配合医生，接受隔离治疗的方法，防止疾病传播。建议以后避免献血，因为肝炎患者即使痊愈也可能携带病毒。

◐ 最佳中药选择

☺ 推荐中药

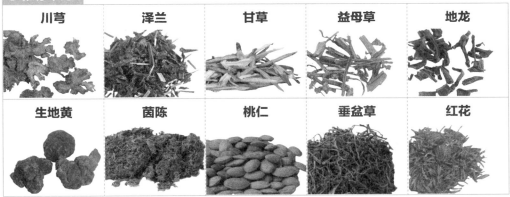

川芎	泽兰	甘草	益母草	地龙
生地黄	茵陈	桃仁	垂盆草	红花

◐ 重点食物选择

☺ 推荐食物

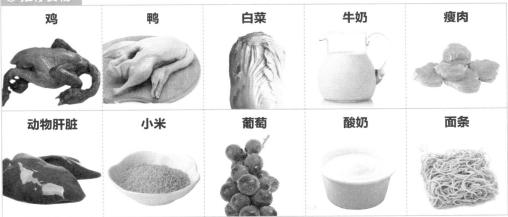

鸡	鸭	白菜	牛奶	瘦肉
动物肝脏	小米	葡萄	酸奶	面条

☹ 禁忌食物

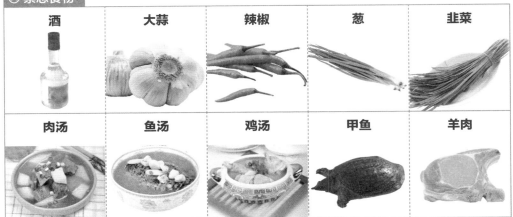

酒	大蒜	辣椒	葱	韭菜
肉汤	鱼汤	鸡汤	甲鱼	羊肉

第六章 肝肾常见症状对症疗法

垂盆草粥

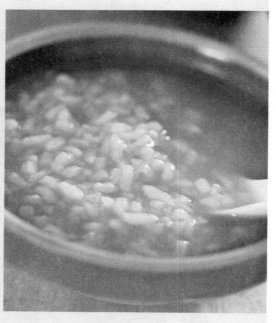

材料 垂盆草（干品）20克，红枣5颗，大米100克。

调料 红糖5克。

做法

1. 大米淘洗干净，用清水浸泡；垂盆草洗净备用；红枣洗净，去核备用。
2. 锅置火上，加适量清水，放入大米、红枣，煮至五成熟。
3. 最后放入垂盆草至粥煮好后，加红糖调匀便可。

功效 此粥可平肝清热、解毒利尿，对病毒性肝炎、尿道炎等有食疗作用。

茵陈甘草蛤蜊汤

材料 茵陈15克，甘草3克，红枣5枚，蛤蜊300克。

调料 盐适量。

做法

1. 蛤蜊冲洗干净，以淡盐水浸泡，使其吐尽沙。
2. 茵陈、甘草、红枣洗净，放入锅中加1200毫升水，熬至约剩1000毫升，去渣留汁。
3. 将蛤蜊加入汤汁中煮至开口，加盐调味即成。

功效 本品能清肝解毒，利胆退黄，用于乙肝伴黄疸者，症见目黄、身黄、小便黄、乏力食少。

肝硬化是一种常见的慢性肝病，肝脏广泛纤维化并有结节形成。肝硬化不是一个独立的疾病，而是由于一种或多种因素长期或反复地损伤肝脏实质，致使肝细胞变性、坏死、纤维组织增生和再生结节形成，导致肝小叶结构破坏和假小叶形成，肝脏逐渐变形、变硬而发展成为肝硬化。目前，治疗肝硬化尚无特效药物，日常保健对肝硬化病人有着举足轻重的意义。

😊 饮食调养原则

➲ 食谱应多样化，讲究色美味香及软烂可口易消化。肝硬化病人的消化功能一般都有所下降，应注意食谱的变化，以增加病人的食欲。

➲ 注意合理饮食，注意蛋白质、钠盐、钾、锌的合理补充及维生素和脂肪的供给。

➲ 代偿期患者应以高热量、高蛋白、维生素丰富、容易消化的食物为主，如鱼、瘦肉、牛乳、豆制品等。

➲ 失代偿期患者饮食以容易消化、富含营养为主，适当供给高糖、低脂饮食。

➲ 肝硬化出现腹水、浮肿；一般情况下给予低盐（2~3克食盐）、低脂肪饮食。忌食或少食发酵食品，如大饼、油条、切面及含小苏打（碳酸氢钠）的食物及产气饮料。

➲ 重度腹水则应采取无盐饮食。

➲ 禁止饮酒。酒精在体内主要是通过肝脏进行代谢，饮酒会加重功能本已减退的肝脏的负担。

💚 生活建议

➲ 肝脏还需要良好的睡眠。肝胆在晚上11点开始进行新陈代谢，这时进入梦乡能让肝脏进行自我修复，将不良影响降到最低程度。

➲ 要多饮水。每天喝足1000~1500毫升水，也能帮助肝脏排毒，大大减少代谢产物和毒素对肝脏的损害。

➲ 调情志。要学会抑制情绪，尽力做到心平气和、乐观开朗、无忧无虑，以使肝气正常生发、顺调。吃完饭后休息10~30分钟再运动，能保证肝脏代谢正常。

➲ 避免重体力活。

💛 运动建议

➲ 肝硬化患者应避免使腹压增加的活动或运动项目。运动时以不感觉疲劳为准，可根据自己的爱好以及年龄选择项目，年轻人可以选择慢跑、羽毛球、乒乓球等，老年人则以散步、太极拳等。

➲ 肝功能异常者必须减少运动，病情严重时则必须卧床休息，从而增加肝脏血流量，利于肝细胞的修复。

专家连线

防治肝硬化的原则

肝硬化的形成是因肝细胞持续不断发生炎症和坏死造成的，因此，防治肝硬化的关键是减少肝细胞坏死、促进肝细胞修复，有效改善肝功能，肝脏纤维组织不断增生，侵入肝组织内，破坏正常肝组织结构，导致肝脏组织变硬而发生肝硬化，因此抗肝纤维化治疗可防止此病。此外，增强肝脏功能和抵抗力，增加凝血功能也对此病有积极的防治作用。

♥ 最佳中药选择

☺ 推荐中药

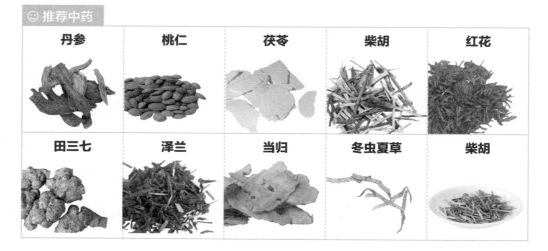

丹参	桃仁	茯苓	柴胡	红花
田三七	泽兰	当归	冬虫夏草	柴胡

♥ 重点食物选择

☺ 推荐食物

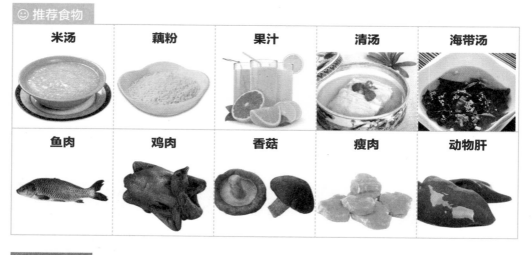

米汤	藕粉	果汁	清汤	海带汤
鱼肉	鸡肉	香菇	瘦肉	动物肝

☹ 禁忌食物

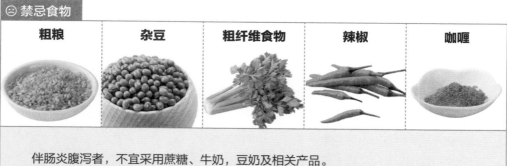

粗粮	杂豆	粗纤维食物	辣椒	咖喱

伴肠炎腹泻者，不宜采用蔗糖、牛奶，豆奶及相关产品。

黄豆鲤鱼汤

材料 活鲤鱼1条(约500克),黄豆100克。

做法

1. 将鲤鱼去鳞、腮及内脏,洗净。
2. 将洗净的鲤鱼和黄豆同入锅内,加水适量,清炖至黄豆熟烂,分次服食。

注意事项 煮汤不宜加盐,可加生姜少许去腥味。

服用方法 连续服食10天。

功效 具有利水、消肿功效。

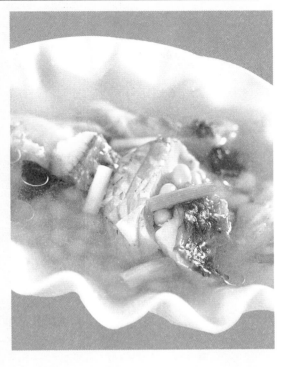

萝卜丝鲫鱼汤

材料 鲫鱼1条,萝卜200克,半枝莲30克,葱段、姜片各适量。

调料 盐、香油、鸡精各适量。

做法

1. 鲫鱼洗净;萝卜去皮,洗净,切丝;半枝莲洗净,装入纱布袋,扎紧袋口。
2. 起油锅,将葱段、姜片炝香,下萝卜丝、鲫鱼、药袋煮至熟。
3. 捞起药袋丢弃,调入盐、鸡精,撒上葱花,淋入香油即可。

功效 具有利尿通淋、利肝消肿、除腹水的功效,适合肝硬化腹水、肝癌患者食用。

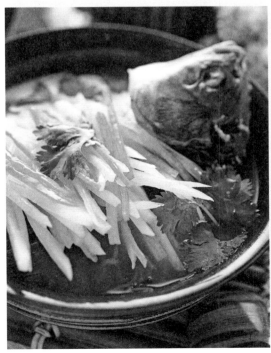

第六章 肝肾常见症状对症疗法

脂肪肝

脂肪肝是由于各种原因引起的肝细胞内脂肪代谢异常，过量脂肪在肝脏内持久沉积所致。其临床表现轻者无症状，重者病情凶猛。脂肪肝多发于以下几种人：肥胖者、过量饮酒者、高脂饮食者、少动者、慢性肝病患者及年内分泌疾病患者。肥胖、过量饮酒、糖尿病是脂肪肝的三大主要病因。

饮食调养原则

● 宜高蛋白饮食。每天摄入蛋白质90~120克，蛋清、奶、肉类、豆类及其制品皆可。

● 多吃含胆碱、蛋氨酸等含抗脂肪肝因子的食物，有利于将脂肪顺利运出肝脏，防止脂肪浸润。

● 控制热量，控制碳水化合物的摄入。饮食中减少单糖和多价不饱和脂肪酸，脂肪以不超过总热量的15%~20%为宜。忌食肥肉、猪油、糖等高脂、高糖食物。

● 补充足量维生素。脂肪肝会导致肝功能下降，贮存维生素的能力降低。为了保护肝细胞和防止损害，应多食维生素丰富的食物，如新鲜的黄绿色蔬菜、水果等。

● 补充矿物质和膳食纤维、维生素，有利于代谢废物的排出。

生活建议

● 戒酒是唯一有效的预防酒精性脂肪肝的方法。

● 坚持参与一些中等强度的体育活动，以避免养成久坐少动的习惯。

● 谨慎用药。肝脏是药物代谢的主要器官，用药不当很容易产生药物性肝病。所以，药物的使用要谨遵医嘱，避免长时间使用四环素、糖皮质激素、合成雌激素及某些降血脂药物，以防出现药物性脂肪肝。

● 定期体检。有肥胖症、糖尿病、高脂血症和脂肪肝家族史的人，应该定期去医院做检查，可以有效地预防和控制疾病的发生发展。

运动建议

● 脂肪肝患者大多肥胖，治疗中要求减轻体重，进行以锻炼全身体力和耐力为目标的全身性低强度的动态运动，即有氧运动，如慢跑、太极拳、中快速步行（115~125步/分钟）、骑自行车、上下楼梯、篮球、游泳、羽毛球、广播体操等。

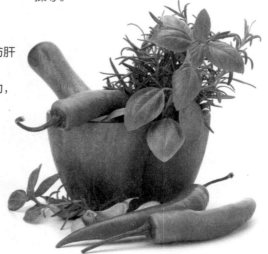

葱、姜、蒜、辣椒等食物具有强烈的刺激性，可对肝脏细胞形成刺激，从而影响肝功能，加重脂肪肝的病情，最好不要吃。

◐ 最佳中药选择

☺ 推荐中药

生山楂	丹参	泽泻	决明子	柴胡
何首乌	虎杖	茵陈	白术	当归

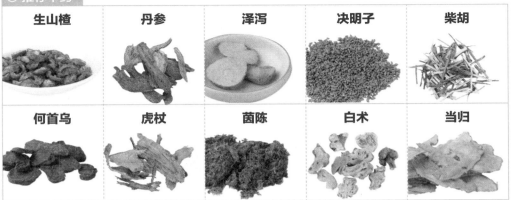

◐ 重点食物选择

☺ 推荐食物

菜花	油菜	菠菜	豆腐	豆干
牛奶	猪瘦肉	牛肉	鱼	虾
竹笋	香蕉	木耳	蘑菇	海带

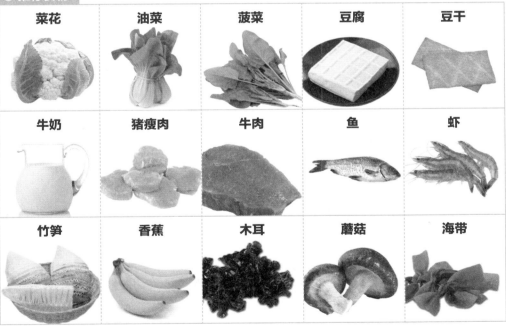

☹ 禁忌食物

肥肉	猪油	糖	猪腰	鱼子

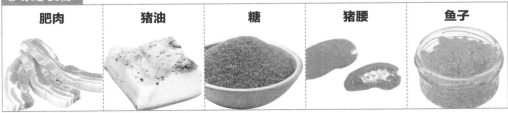

特效食谱药膳举例

山楂荷叶泽泻茶

材料 山楂10克，荷叶5克，泽泻10克。

调料 冰糖10克。

做法

1. 山楂、泽泻冲洗干净；荷叶剪成小片，冲净。

2. 所有材料盛入锅中，加500毫升水以大火煮开，转小火续煮20分钟，加入冰糖，溶化即成。

功效 此茶降脂、健脾、降血压、清心神，可以预防肥胖症、高血压、动脉硬化、脂肪肝等疾病。

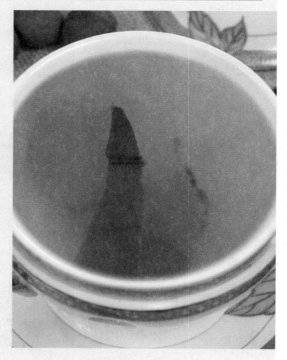

莲藕龙骨汤

材料 龙骨200克，莲藕100克，姜片1片。

调料 盐、鸡精适量。

做法

1. 将龙骨洗净，斩成小块，过水去血水；莲藕切滚刀块。

2. 将切好的龙骨、莲藕、姜片装入汤盅，加开水，上笼用中火烧1个小时。

3. 放入调味料即可。

功效 莲藕中含有黏液蛋白和膳食纤维，能与人体内胆酸盐、食物中的胆固醇及三酰甘油结合，使其从粪便中排出，从而减少脂类的吸收。

前列腺炎是指前列腺特异性和非特异性感染所致的急、慢性炎症，从而引起全身或局部的某些症状。其中慢性前列腺炎发病率非常高，常见的有尿道刺激征，尿频、尿急、尿痛，尿道口出现黏液、粘丝或脓性分泌物，会阴、肛门、阴茎、睾丸、腹股沟的不适，还可出现射精痛、性欲减退、阳痿等性功能障碍，并有乏力、头晕、失眠、抑郁等。

⊕ 饮食调养原则

➥ 饮食宜清淡，营养要全面，多食蔬菜水果，保持大便通畅。

➥ 多食含锌食物（如坚果类、贝类、豆类等食物），因为前列腺中锌的含量，决定了前列腺自行抗菌消炎的能力。

➥ 多食有利尿作用的食物，如绿豆、赤小豆、冬瓜、莴笋、西瓜等食物，可辅助治疗前列腺炎。

➥ 忌酗酒，忌贪食油腻食物，忌辛辣刺激性食物，改变不良的饮食习惯。

♡ 生活建议

➥ 先要调整自己的心态，有必要的可进行抗抑郁、抗焦虑的治疗。

➥ 要纠正长期久坐不动、性生活过频、手淫过多等不良的生活习惯。

➥ 起居要有规律，性生活要有节制，避免房事过度、强忍精出。

➥ 适当的前列腺按摩也是治疗方法之一，可促进前列腺腺管排空并增加局部的药物浓度，进而缓解慢性前列腺炎患者的症状。

➥ 不可私自乱用补肾壮阳之品，用药适度，应详查病情，辨证施治。

➥ 切忌使用庆大霉素等具有肾毒性的药物，以免引起肾功能的恶化。

♡ 运动建议

➥ 慢性前列腺炎患者在参加体育锻炼时，要选择运动量较小的项目，避免骑跨运动，如骑自行车、摩托车、骑马、骑车类器械运动等，这些运动有可能使前例腺部位直接和持续受到压迫，而加重其充血和水肿，导致病情加重。坚持每天慢、快步走10~15分钟是不错的选择。

专家连线

慢性前列腺炎的对症食疗

慢性前列腺炎证属湿热蕴结者应多食清热利湿的汤膳，如白茅根莲藕汤、红豆冬瓜排骨汤；证属气滞血瘀者应多食行气活血的药膳，如香附陈皮炒肉；阴虚火旺者宜多食滋阴清热的药膳，如生地煲龙骨、西葫芦干贝肉汤；肾阳虚损者应补益肾阳，如党参牛膝汤、姜丝鲈鱼汤等。

● 最佳中药选择

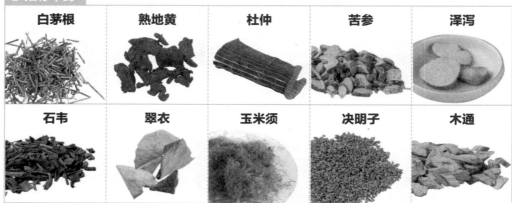

白茅根	熟地黄	杜仲	苦参	泽泻
石韦	翠衣	玉米须	决明子	木通

● 重点食物选择

☺ 推荐食物

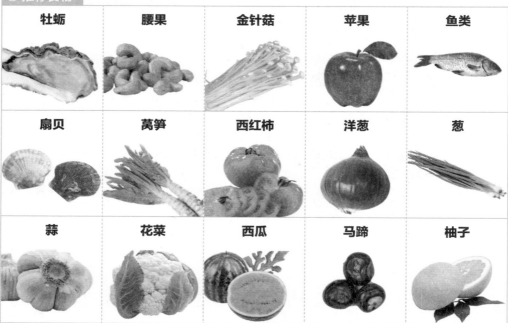

牡蛎	腰果	金针菇	苹果	鱼类
扇贝	莴笋	西红柿	洋葱	葱
蒜	花菜	西瓜	马蹄	柚子

☹ 禁忌食物

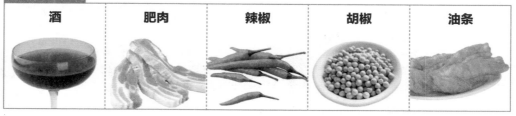

酒	肥肉	辣椒	胡椒	油条

薏米瘦肉冬瓜粥

材料 薏米80克，猪瘦肉、冬瓜、葱各适量。

调料 盐、绍酒各适量。

做法

1. 薏米泡发洗净；冬瓜去皮洗净，切丁；猪瘦肉洗净切丝；葱洗净切花。

2. 锅置火上，倒入清水，放入薏米，以大火煮至开花。

3. 加入冬瓜煮至浓稠状，下入猪肉丝煮至熟后，调入盐、绍酒拌匀，撒上葱花。

功效 薏米能利水消肿、健脾去湿、清热排脓；猪肉能补肾、滋阴润燥；冬瓜能利水消肿，排毒瘦身。此粥对尿道炎、前列腺炎、急性肾小球肾炎、急性肾盂肾炎、膀胱炎皆有很好的疗效。

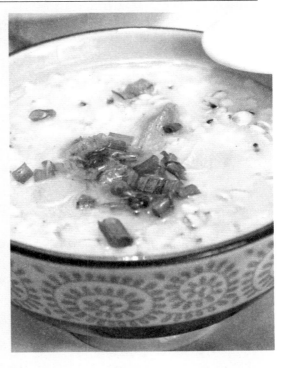

薏米米糊

材料 大米50克、薏米30克、花生仁20克。

调料 白糖适量。

做法

1. 大米洗净，用清水浸泡2小时；薏米洗净，用清水浸泡4小时；花生仁去衣，再用温水泡开。

2. 将以上食材全部倒入豆浆机中，加水至上、下水位线之间，按下"米糊"键。

3. 煮好后，豆浆机会提示做好；将米糊倒入碗中后，加入适量的白糖，即可食用。

功效 薏米具有利水消肿、健脾去湿、舒筋除痹、清热排脓的功效。本品可清热利水、解毒排脓，患有前列腺炎的男性可经常食用。

前列腺增生

前列腺增生是老年男性常见疾病，是由于前列腺的逐渐增大，对尿道及膀胱出口产生压迫作用，导致泌尿系统感染、膀胱结石和血尿等并发症，对老年男性的生活质量产生严重影响。其发病原因与人体内雄激素与雌激素的平衡失调有关。病变起源于后尿道黏膜下的中叶或侧叶的腺组织、结缔组织及平滑肌组织，形成混合性圆球状结节。

⊕ 饮食调养原则

● 宜选用锌含量丰富的中药材和食材。锌在前列腺和血液中的含量，与前列腺的抗菌、杀菌能力有着直接的关系，当锌含量减少时，前列腺自行杀菌的能力就会下降，容易感染，引发炎症。因此，适当补锌可有效预防和改善本病

● 宜选用具有消炎杀菌功能的中药材和食材。

● 宜食含脂肪酸多的食物，如南瓜子等果仁类食物。

● 宜食新鲜水果、蔬菜、粗粮及大豆制品。

● 宜食具有利尿通便作用的食物，如蜂蜜、绿豆、红豆等。

● 忌食辛辣刺激性食物及烟、酒。

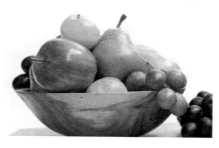

♥ 生活建议

● 对于性生活，既不纵欲，亦不禁欲。

● 切忌长时间憋尿，以免损害逼尿肌功能加重病情。

● 适度进行体育活动，有助于机体抵抗力的增强，并可改善前列腺局部的血液循环。

● 戒烟酒，并慎用壮阳之食品与药品，以减少前列腺充血的机会。

● 坚持用温水清洗会阴部是前列腺增生症护理的一个重要环节。经常洗温水澡可以舒解肌肉与前列腺的紧张，对前列腺增生症患者十分有好处。

♥ 运动建议

● 前列腺增生患者运动时要选择中、小运动量的项目，动作宜轻柔，避免受伤，尤其是防止下腹部的伤害。不要长时间的骑车，减少对前列腺部位的摩擦，防止前列腺充血、水肿、发炎。

专家连线

小偏方巧治前列腺增生

党参15克，黄芪20克，冬瓜50克，香油、盐适量。将党参、黄芪放入砂锅内，加水煎15分钟，去渣滤清，趁热加入冬瓜片，继续煮至冬瓜熟透，加盐调味皆可。本方可健脾益气，升阳利尿，对前列腺增生有辅助治疗作用。

◯ 最佳中药选择

😊 推荐中药

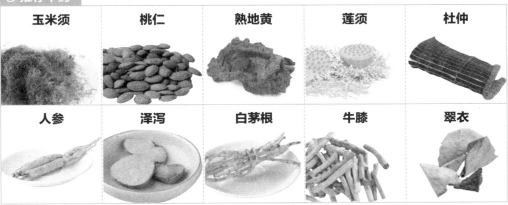

| 玉米须 | 桃仁 | 熟地黄 | 莲须 | 杜仲 |
| 人参 | 泽泻 | 白茅根 | 牛膝 | 翠衣 |

◯ 重点食物选择

😊 推荐食物

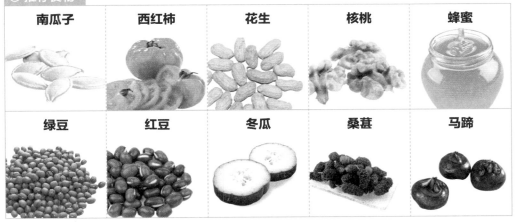

| 南瓜子 | 西红柿 | 花生 | 核桃 | 蜂蜜 |
| 绿豆 | 红豆 | 冬瓜 | 桑葚 | 马蹄 |

😞 禁忌食物

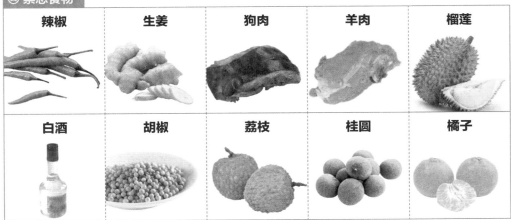

| 辣椒 | 生姜 | 狗肉 | 羊肉 | 榴莲 |
| 白酒 | 胡椒 | 荔枝 | 桂圆 | 橘子 |

玉米须鲫鱼汤

材料 鲫鱼450克，玉米须150克，莲子肉5克。

调料 盐少许，味精3克，葱段、姜片各5克。

做法

1. 鲫鱼洗净，在鱼身上划几刀。
2. 玉米须洗净；莲子洗净。
3. 油锅炝香葱、姜，下入鲫鱼略煎，加入水、玉米须、莲子肉煲至熟，调入盐、味精即可。

功效 玉米须具有清热利湿、利尿通淋的功效，本品对湿热下注引起的前列腺增生有很好的食疗作用。

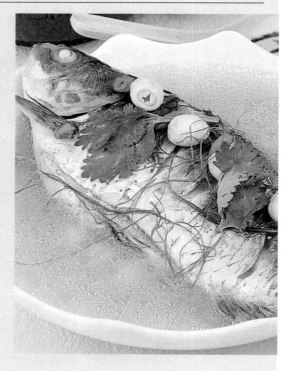

番茄烩鲜贝

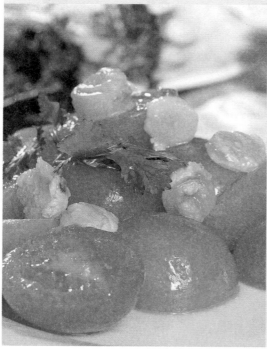

材料 鲜贝200克，小番茄150克，葱段5克。

调料 鸡精5克，盐3克，高汤、淀粉各10克。

做法

1. 鲜贝、小番茄柿洗净，将小番茄切成两半。
2. 炒锅入油，以中火烧至三成热时加入鲜贝及小番茄，滑炒至熟，捞出沥干油。
3. 锅中留少许底油，爆香葱段，放入鲜贝、小番茄炒匀，放入盐、鸡精、高汤调味，以淀粉勾芡即可。

功效 番茄所含的番茄红素具有独特的抗氧化能力，能清除自由基，保护细胞，对前列腺癌有很好的预防作用。此菜非常适合前列腺增生患者食用。

阳痿又称为勃起功能障碍，指男性在有性欲的情况下，阴茎不能勃起或能勃起但不坚硬，不能进行性交活动。阳痿的发病率占成年男性的50%左右。阳痿的发病原因包括：精神方面的因素，因某些原因产生紧张心情；手淫成习或性交次数过多，使勃起中枢经常处于紧张状态；阴茎勃起中枢发生异常；一些重要器官患及垂体疾病、睾丸因损伤或疾病被切除；患肾上腺功能不全或糖尿病等。

⊙ 饮食调养原则

◒ 阳痿患者宜选择具有提高性欲功能的中药材和食材。

◒ 下焦湿热引起的阳痿应选择解毒利湿的中药材和食材，如龙胆草、车前草、黄柏、木通、栀子、泽泻等。

◒ 慎食降低性能力的饮品，如咖啡、碳酸饮料、浓茶、酒等。

◒ 慎食肥腻、过甜、过咸的食物，如动物内脏、肥肉、奶油等。

◒ 肾阴虚损而致阳痿者，则应忌食胡椒、辣椒、榨菜、羊肉、狗肉、韭菜等辛辣香燥的食物，否则可燥热伤阴，加重肾阴亏损的病情。

◒ 气血亏损者，则应忌食萝卜、槟榔、洋葱、砂仁、山楂等破血耗气的食物，以免加重气血亏损。

♡ 生活建议

◒ 清心寡欲，戒除手淫，减少房事次数。

◒ 补充营养成分，注意劳逸结合。

◒ 树立起战胜疾病的信心，对性知识有充分的了解，消除心理因素。

◒ 谨慎用药。

◒ 积极从事体育锻炼，增强体质，并且注意休息，防止过劳，提高身体素质。

◒ 保持体形，制止肥胖。肥胖者血中的甘油三酯和胆固醇水平较高，体内的代谢紊乱，可影响垂体分泌性腺激素，同时也会影响睾丸分泌睾丸酮，进而引起性欲减退、勃起功能障碍、射精功能障碍等症状。

♡ 运动建议

◒ 阳痿者多做一些运动锻炼，可以增强性能力。因为运动可使血管保持畅通，只有体内血液畅通时，阴茎勃起状态才会明显。有助于"壮阳"的运动的类型很多，打球、散步、游泳、器械健身等都是不错的选择，但也要避免自行车、摩托车、骑马、骑车类器械等骑跨运动，这些项目对阳痿患者没有益处。

专家连线

阳痿的治疗原则

部分阳痿患者往往伴有性欲低下的症状，只有提高性欲才能缓解此病。阳痿的病因很多，分为器质性和功能性阳痿，往往区分比较困难，但不管是器质性还是功能性阳痿，都与性功能低下有很大的关系。因此，如果能够促进患者的性功能，那么阳痿的症状也就不难缓解了。

最佳中药选择

☺ 推荐中药

锁阳	淫羊藿	肉苁蓉	肉桂	枸杞
人参	巴戟天	冬虫夏草	杜仲	五味子

重点食物选择

☺ 推荐食物

姜	泥鳅	鸡蛋	海藻	洋葱
桑葚	黑豆	黑芝麻	黑米	虾
猪腰	牡蛎	莲子	猪肉	核桃

☹ 禁忌食物

苦瓜	薄荷	西瓜	冬瓜	辣椒

生滚黄鳝粥

材料 大米50克，黄鳝100克，红枣1颗，姜3克，葱2克。

调料 盐、鸡精各适量。

做法

1. 大米洗净，黄鳝洗净切段。
2. 锅中注入适量的清水，加入大米、黄鳝，红枣、姜，同煮。
3. 粥将熟时加入盐，鸡精，煮沸即可。

功效 中医认为黄鳝性具有补中益气、补肝脾、除风湿、强筋骨等作用，对阳痿患者有辅助食疗作用。

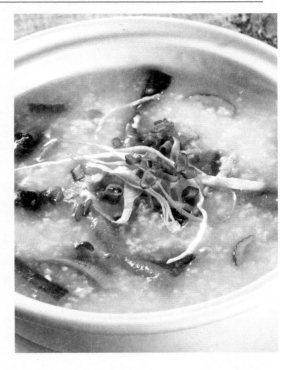

鹿茸黄芪煲鸡汤

材料 鸡500克、瘦肉300克、鹿茸20克、黄芪20克。

调料 生姜10克，盐5克，味精3克。

做法

1. 将鹿茸片放置清水中洗净；黄芪洗净；生姜去皮，切片；瘦肉切成厚块。
2. 将鸡洗净，斩成块，放入沸水中焯去血水后，捞出。
3. 锅内注入适量水，下入所有原材料，武火煲沸后，再改文火煲3小时，调入调味料即可。

功效 鹿茸可补肾壮阳、益精生血；黄芪可健脾益气、补虚；两者合用，对肾阳不足、脾胃虚弱、精血亏虚所致的阳痿早泄、尿频遗尿、腰膝酸软、筋骨无力等均有较好的效果。

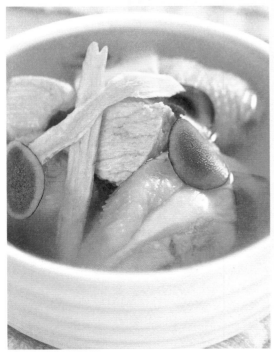

肾结石是指发生于肾盏、肾盂以及输尿管连接部的结石病，是泌尿系统的常见疾病之一，其发病率较高。青壮年是高发人群，发病的高峰年龄是20~50岁，其中男性是女性的2~3倍；儿童的肾结石发病率很低。肾结石的发病原因有：草酸钙过高，如摄入过多的菠菜、茶叶、咖啡等；嘌呤代谢失常，如摄入过多的动物内脏、海产食品等。

饮食调养原则

➡ 肾结石患者宜选用具有利尿排石作用的中药材和食材，如核桃、紫菜、木瓜等。

➡ 肾结石患者尿酸浓度高，应选用具有平衡酸碱度功能的中药材和食材等。

➡ 多喝水，保证一天的饮水量在2升左右。但有直径大于1厘米结石，同时合并有高血压、慢性肾功能不全等患者，不宜多饮水，以免加重梗阻，加重病变。

➡ 多食富含纤维素、维生素A的食物。

➡ 忌食富含草酸盐的食物。

➡ 慎食高钙食物，如黄豆、牛奶、奶酪、奶油及其他乳制品等。

➡ 慎食嘌呤含量高的食物，如鸭肝、鳗鱼、草鱼、鲍鱼、虾等。

➡ 少吃盐。盐与钙有协同作用，并能干扰药物的代谢过程，对结石的治疗不利。最好每天盐摄入量为6克。

生活建议

➡ 要保持良好的心情，压力过重可能会导致酸性物质的沉积。

➡ 保持生活规律，切忌熬夜，养成良好的生活习惯。

➡ 改变饮食结构，多吃碱性食品，改善酸性体质；远离烟、酒等典型的酸性食品。

➡ 适当地锻炼身体，增强抗病能力。运动出汗有助于排出体内多余的酸性物质。

运动建议

➡ 肾结石患者多做肢体及跳跃运动有利于肾结石的排出，对肾结石的治疗有很好的辅助作用。这些运动包括跳绳、跑步、上下楼梯、跳高、跳远等。但是注意不要过度，因为大量的运动本身会造成肾脏负担的加重，会出现运动后血尿和运动后蛋白尿，对肾脏有一定程度的损伤。剧烈的运动还可以诱导肾绞痛发作，不利于肾结石的康复。做这些运动时以身体不疲劳为准则。

专家连线

肾结石的治疗原则

肾结石是尿液中的矿物质结晶沉积在肾脏而形成的，只有把结石排出体外才能缓解此症，因此利尿排石是治疗此病的关键。摄入过多的酸性食物导致体内酸碱不平衡，使得尿酸浓度过高，结晶沉积在肾脏也会导致此病。因此平衡酸碱度也是治疗此病的一个重要方法。

❤ 最佳中药选择

☺ 推荐中药

车前草	金钱草	沙海金	鸡内金
	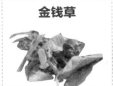	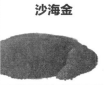	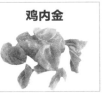

❤ 重点食物选择

☺ 推荐食物

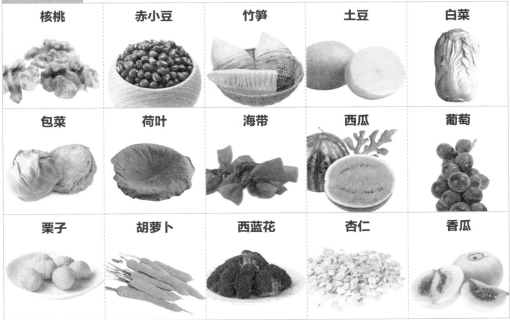

核桃	赤小豆	竹笋	土豆	白菜
包菜	荷叶	海带	西瓜	葡萄
栗子	胡萝卜	西蓝花	杏仁	香瓜

 ☹ 禁忌食物

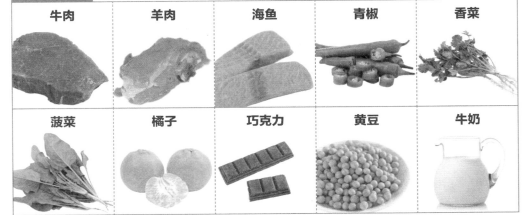

牛肉	羊肉	海鱼	青椒	香菜
菠菜	橘子	巧克力	黄豆	牛奶

第六章 肝肾常见症状 对症疗法

马蹄茅根茶

材料 鲜马蹄、鲜茅根各100克。

调料 白糖少许。

做法

1. 鲜马蹄、鲜茅根分别用清水洗净，切碎备用。
2. 锅洗净，置于火上，注入适量清水，以大火烧沸，将鲜马蹄、鲜茅根一起入沸水煮20分钟左右，去渣。
3. 加白糖适量，饮服。

功效 马蹄具有清热解毒、凉血生津、利尿通便、化湿祛痰、消食除胀的功效；白茅根能凉血、止血、清热、利尿。本品可用于尿道刺痛、排尿不畅、肾结石、尿路结石等症的辅助治疗。

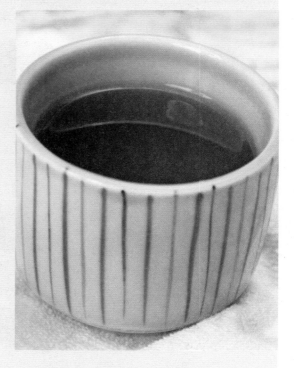

金钱草牛蛙

材料 金钱草30克，牛蛙200克。

调料 盐5克。

做法

1. 金钱草洗净，投入砂锅，加入适量清水，用小火约煲30分钟后，倒出药汁，除去药渣。
2. 牛蛙宰洗干净，去皮斩块，投入砂锅。
3. 加入盐与药汁，一同煲至熟烂即可。

功效 本品具有解毒消肿、利尿通淋、消炎排石的功效。

慢性肾小球肾炎，简称慢性肾炎，是一种链球菌感染的变态反应性疾病。少数为急性肾炎迁延不愈所致，绝大多数起病即为慢性。慢性肾炎临床主要表现有水肿、高血压、蛋白尿和血尿等症状，由于病理改变各种各样，症状表现不一样。严重者可能出现尿毒症。其以男性患者居多，病程持续1年以上，发病年龄大多在20~40岁。

⊙ 饮食调养原则

➔ 以低蛋白、低磷、高维生素的饮食为主，蛋白的摄入量以每天0.6克/千克体重为宜。

➔ 宜多吃富含维生素C、胡萝卜素、核黄素之类的新鲜蔬菜瓜果。

➔ 有水肿的患者要严格控制水分和盐分的摄入量，每日水分摄入量不超过1000毫升，每日摄入的食盐应低于3克。当水肿消退、血压不高、尿量正常时可恢复之前的摄入量。

➔ 忌食高盐食物，忌食辛辣刺激性食物。

➔ 宜选择鲫鱼消炎利水的药材和食材。

➔ 宜选用茯苓、冬菇、西红柿、蘑菇、白菜、黄蘑等增强排钠能力的药材和食材。

➔ 忌食含钾量高的食物，如皮蛋、香蕉、榨菜等。

➔ 禁食油腻、难以消化的食物。这些食物过多摄入会加重肾脏的负担，不利于慢性肾炎的病情。

➔ 禁食嘌呤含量高的食物，会加重肾脏的排泄负担，甚至导致过多尿酸积聚，引发痛风。

♡ 生活建议

➔ 慢性肾炎患者的免疫功能、体力均较差，容易受到感染，平时的生活与工作要保持规律。劳逸结合，避免过劳过累。

➔ 尽量避免长途旅游。

➔ 注意休息，节制房事。

➔ 忌憋尿、久坐及长时间骑车，避免加重水肿和少尿等症状。

➔ 水肿较重的患者夜间睡眠时不要平卧位，应采取左侧卧位，有利于下腔静脉血回流。睡前用热水泡泡脚。

➔ 严格控制高血压。因为长期高血压可导致肾功能衰退。

♡ 运动建议

➔ 慢性肾炎病人在病发治疗期间，应多注意休息，必要运动时做一些运动量较小的活动，如散步、慢跑、打球、太极拳、瑜伽等，以身体不疲劳为准，注意劳逸结合。

专家连线

慢性肾炎患者不能吃黄豆

黄豆及豆制品中含有大量的嘌呤，慢性肾炎患者的肾脏功能较差，不能及时排出代谢产物，使嘌呤在体内堆积，引发痛风，会加重病情。故慢性肾炎患者不宜食用黄豆及豆制品。

◐ 最佳中药选择

车前子	玉竹	沙参	黄芪	茯苓
桂枝	益母草	枸杞子	泽泻	丹皮

◐ 重点食物选择

☺ 推荐食物

鲫鱼	鲤鱼	西红柿	冬瓜	红豆
西瓜	马蹄	萝卜	白菜	蘑菇
莲藕	梨	绿豆	鸭子	薏米

☹ 禁忌食物

辣椒	胡椒	盐	香蕉	皮蛋

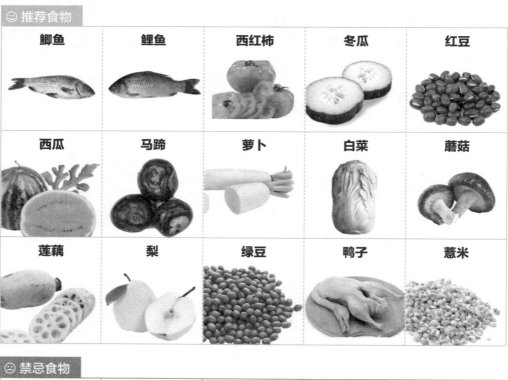

特效食谱药膳举例

车前子田螺汤

材料 车前子50克，红枣10颗，田螺（连壳）1000克。

调料 盐适量。

做法

1. 先用清水浸养田螺1~2天，经常换水以漂去污泥，洗净，钳去尾部。
2. 车前子洗净，用纱布包好；红枣洗净。
3. 将车前子、红枣、田螺放入开水锅内，武火煮沸，改文火煲2小时即可。

功效 利水通淋、清热祛湿。用于膀胱湿热、小便短赤、涩痛不畅甚至点滴不出。

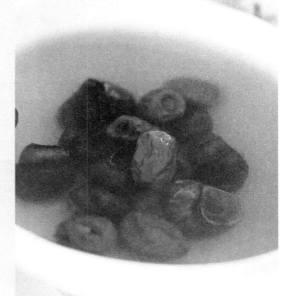

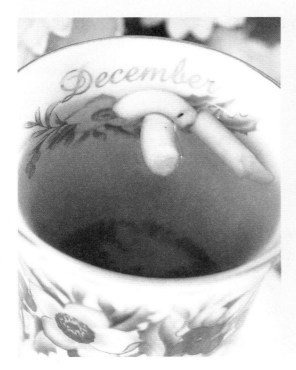

通草车前子茶

材料 通草、车前子、白茅根各10克。

调料 砂糖10克。

做法

1. 将通草、车前子、白茅根洗净，盛入锅中，加1500毫升水煮茶。
2. 大火煮开后，转小火续煮15分钟。
3. 煮好后捞出药渣加入砂糖即成。

功效 清热利尿、凉血止血，可用于小便涩痛、短赤、尿血。

维生素E　给肝肾"减负"

⊕ 对肝肾的好处

维生素E可以促进脂质分解、代谢的活性，有助于胆固醇的转运与排泄，减轻肝脏分解的负担。

◯ 其他功能

➡ 改善生殖功能：维生素E能促进性激素分泌，使男子精子活力和数量增加、女子雌性激素浓度增高，提高生育能力，预防流产。

➡ 减少皱纹生成，抗衰养颜：维生素E是一种抗氧化剂，可以延缓衰老，有效减少皱纹的产生，保持青春的容貌。

➡ 保护血管：维生素E具有扩张血管及抗凝血的作用，保护血管内皮细胞的完整性，防止游离脂肪及胆固醇在伤口沉积，预防动脉粥状硬化。

最佳食物来源

名称	食材及含量	每百克含量
维生素E	葵花子仁	79.09毫克
	芝麻	38.28毫克
	榛子	36.43毫克
	麦芽	31.86毫克
	大豆	18.90毫克
	杏仁	18.53毫克

维生素A　预防肝脏疾病

⊕ 对肝肾的好处

维生素A能保护肝脏，阻止和抑制肝脏中癌细胞的增生。它能使正常组织恢复功能，还能帮助化疗病人降低癌症的复发率。

◯ 其他功能

➡ 促进生长发育：维生素A能维持骨骼、皮肤、头发、牙齿、牙床的健康，孕妇如果缺乏维生素A会影响胎儿生长发育。

➡ 促进视觉功能：维生素A能维持正常的视觉功能，防止夜盲症和视力减退，有助于多种眼病的防治。

➡ 抗衰去皱：维生素A参与调节细胞的生长代谢，具有调节表皮及角质层新陈代谢的功效，可以抗衰老，去皱纹。

最佳食物来源

营养素	食物	每百克含量
维生素A	羊肝	10414微克
	鸡肝	20972微克
	芒果	8050微克
	西蓝花	7210微克
	胡萝卜	4010微克
	菠菜	2920微克

维生素B$_2$ 促进肝肾功能恢复

⊕ 对肝肾的好处

维生素B$_2$能参与细胞的生长代谢，给肝脏提供营养，还能修复、强化肝功能，防止肝脂肪变性，进而起到预防脂肪肝的作用。维生素B$_2$还能参与机体组织代谢和修复，调节肾上腺素的分泌。

♡ 其他功能

● 维持毛发、指甲、肌肤健康：维生素B$_2$可参与人体内生物氧化与能量代谢，能促进生长发育，维护皮肤和细胞膜的完整性，具有保护皮肤、毛发和指甲的功能。

● 消除口腔、唇、舌炎症：维生素B$_2$可帮助预防和消除口腔内、唇、舌及皮肤的炎症。

最佳食物来源

名称	食材及含量	每百克含量
维生素B$_2$	奶酪	0.91毫克
	鹌鹑蛋	0.49毫克
	鸭蛋	0.35毫克
	黑豆	0.33毫克
	河蟹	0.28毫克
	鸡蛋	0.27毫克

维生素C 调节肝肾功能

⊕ 对肝肾的好处

维生素C直接参与肝脏代谢,促进肝糖原形成。增加体内维生素C浓度,可以保护肝细胞抵抗力及促进肝细胞再生。

♡ 其他功能

● 提高人体免疫力：维生素C 能够激发人体免疫系统的防御功能，提高免疫细胞的活性，有效清除体内有害物质。

● 护肤：维生素C参与胶原蛋白的合成，所以补充维生素C有助于增加皮肤的弹性，保护大脑，创伤的愈合。

● 预防牙龈出血：维生素C可以巩固细胞组织，能强健骨骼及牙齿，可以预防牙龈出血，长期服用对牙齿、牙龈无有益。

最佳食物来源

营养素	食物	每百克含量
维生素C	樱桃	900毫克
	番石榴	270毫克
	辣椒	170毫克
	芥兰菜花	120毫克
	草莓	80毫克
	柿子	70毫克

维生素D 促进肝肾对食物营养的吸收利用

⊕ 对肝肾的好处

维生素D能促进肝细胞的再生，维持血管的通透性，可改善肾上腺皮质功能，增强肝脏代谢及解毒的功能。

○ 其他功能

→ 促进发育：维生素D对骨骼的生长有着非常重要的作用。发育中的青少年儿童，不能缺少维生素D。

→ 预防疾病：维生素D能够有效预防蛀牙、心脏病、高血压、糖尿病、佝偻病和软骨病等。

最佳食物来源

名称	食材及含量	每百克含量
维生素D	大马哈鱼罐头	500国际单位
	红鳟鱼罐头	500国际单位
	金枪鱼罐头	232国际单位
	炖鸡肝	67国际单位
	奶油	50国际单位
	鸡蛋	49国际单位
	烤羊肝	23国际单位

钾 促进肾脏微循环

⊕ 对肝肾的好处

钾是人体必需的微量元素，它不能单独行动，总是与钠一起作用，维持体内水分的平衡。钾和钠平衡失调时会损害肾脏的机能。

○ 其他功能

→ 维持肌肉的收缩：是细胞内重要的阳离子，参与蛋白质的合成和肌肉的收缩作用。

最佳食物来源

营养素	食物	每百克含量
钾	松子仁	502毫克
	香蕉	256毫克
	蒜苗	226毫克
	青椒	142毫克
	荷兰豆	116毫克
	地瓜	111毫克
	葡萄	104毫克
	西葫芦	92毫克
	冬瓜	78毫克

锌 改善肝肾功能

⊕ 对肝肾的好处

锌对肝肾损伤具有明显的保护作用，可改善肝肾。

♡ 其他功能

➡ 促进人体大脑的生长发育：锌是脑细胞生长的关键，缺锌会影响脑的功能，使脑细胞减少。

➡ 增强人体免疫力：锌元素是免疫器官胸腺发育的营养素，锌量充足可有效保证胸腺发育，促进细胞免疫功能。

➡ 影响维生素A的代谢和正常视觉：锌对眼睛有益，因为维生素A平时储存在肝脏中，当人体需要时，将维生素A输送到血液中，这个过程是靠锌来促进完成的。

最佳食物来源

名称	食材及含量	每百克含量
锌	山核桃	6.42毫克
	河蚌	6.23毫克
	虾米	3.82毫克
	蛋黄	3.79毫克
	泥鳅	2.76毫克
	黄鳝	2.5毫克

硒 预防肝硬化

⊕ 对肝肾的好处

硒能阻断体内有害的自由基对肝细胞的损害，达到预防肝硬化、肝癌的目的；硒还可以加速酒精分解代谢，解除酒后不适，保护肝脏，预防酒精性肝损伤。

♡ 其他功能

➡ 提高免疫功能：在人体中，几乎每一种免疫细胞都含有硒，补硒可以有效的调节人体的免疫功能。

➡ 抗病毒：硒有助于阻断病毒的变异，控制病情，防止疾病加重与反复发作。

最佳食物来源

营养素	食物	每百克含量
硒	干贝	76.35微克
	鹅蛋	27.24微克
	鹌鹑蛋	25.48微克
	白果	14.50微克
	腐竹	6.65微克
	沙棘	2.80微克
	芋头	1.45微克
	茴香	0.77微克
	豇豆	0.74微克

朝阳丸

【功能效用】	朝阳丸针对慢性肝炎患者病程长，脾、肾、肝、胆受损，肝郁血滞呈虚邪实证的病患者，有温肾健脾、疏肝散郁、化湿解毒的作用，能改善肝功能，消除慢性肝炎的系列症状，并对乙肝病毒复制有明显的抑制作用。
【药材配方】	黄芪　鹿茸　干姜　青皮　大枣 核桃仁　大黄　木香　甘草　川楝子
【食用方法】	口服。每次1丸，一日1次，餐后将药丸咬碎后温开水化服，连服6~10月。
【注意事项】	➜ 服用此药时忌食生、冷、酒、蒜以及油腻食品。➜ 患有黄疸者不宜服用。➜ 证见肝肾阴虚及湿热甚者慎用。

舒肝丸

【功能效用】	舒肝丸能舒肝和胃，理气止痛。适用于肝郁气滞，胸胁胀满，胃脘疼痛，嘈杂呕吐，嗳气泛酸等症。
【药材配方】	川楝子　延胡索　白芍　姜黄　木香 沉香　豆蔻仁　砂仁　厚朴　陈皮 枳壳　茯苓　朱砂
【食用方法】	口服，一次1丸，一日2~3次。
【注意事项】	➜ 服用此药期间少吃生冷及油腻难消化的食品。➜ 服药期间忌情绪激动或生闷气。➜ 孕妇慎用。➜ 不宜与含有人参类的药同服。

六味地黄丸

【功能效用】	本品中熟地黄可以滋阴补肾、填精补肾；山茱萸肉补养肝肾；山药健脾益阴，固肾补胃；泽泻清泻肾火；丹皮清泻肝火而凉血。六者合用，补泻并用、甘淡平和、不温不燥，有补肾益肝的效果。
【药材配方】	熟地黄　　山药　　山茱萸 丹皮　　茯苓　　泽泻
【食用方法】	蜜丸每服半丸；水丸每服3克；胶囊每服4粒；口服液每服5毫升；均日服2次。温开水送服。
【注意事项】	● 脾胃虚寒、大便溏薄慎服。

丹栀逍遥丸

【功能效用】	丹栀逍遥丸可以舒肝解郁，清热调经。对肝郁化火、胸胁胀痛、烦闷急躁、颊赤口干、食欲不振、潮热、妇女月经先期、经行不畅、乳房与少腹胀痛者有效。
【药材配方】	牡丹皮　　栀子　　柴胡　　白芍　　当归 茯苓　　薄荷　　炙甘草　　白术
【食用方法】	口服，一次6~9克，一日2次。
【注意事项】	● 孕妇慎用。　● 对该药品过敏者禁用，过敏体质者慎用。

壮腰健肾丸

【功能效用】	此药丸可以壮腰健肾，养血，祛风湿。对肾亏腰痛、膝软无力、小便频数、风湿骨痛、神经衰弱者有效。
【药材配方】	狗脊(制)　黑老虎根　千斤拔　桑寄生　女贞子 鸡血藤　金樱子　牛大力　菟丝子
【食用方法】	饭前口服，浓缩水蜜丸一次3.5克，大蜜丸一次1丸，一日2～3次。
【注意事项】	➌ 孕妇忌服，儿童禁用，感冒发热者忌服。 ➌ 服药期间忌生冷食物。 ➌ 年老体弱者、高血压、糖尿病患者应在医师指导下服用。 ➌ 如正在使用其他药品，使用本品前请咨询医师或药师。

济生肾气丸

【功能效用】	本药中的熟地黄、山茱萸、山药补肾育阴、固精摄阳；附子、肉桂温阳化气；牡丹皮清肝凉血；泽泻、茯苓、车前子渗湿利水消肿；牛膝滋阴降火、引药下行，具有补肝益肾、利水消肿的功效，对慢性肾炎、慢性肾盂肾炎引起的肾虚水肿，腰膝酸重，小便不利等有效。
【药材配方】	熟地黄　山茱萸　牡丹皮　山药　茯苓 泽泻　肉桂　附子　牛膝　车前子
【食用方法】	口服，大蜜丸一次1丸，一日2~3次，温开水送服。
【注意事项】	➌ 阴虚火旺、燥热伤津、实火热聚者不宜应用。孕妇忌服。

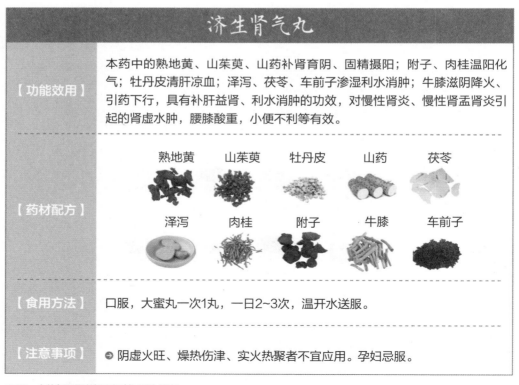

锁阳固精丸

【功能效用】	此药具有益肾填精，温肾壮阳，涩精止遗的功效。用于肾阴亏损，肾阳不足之遗精、滑精，阳痿早泄，腰膝酸软，眩晕耳鸣，四肢无力等。
【药材配方】	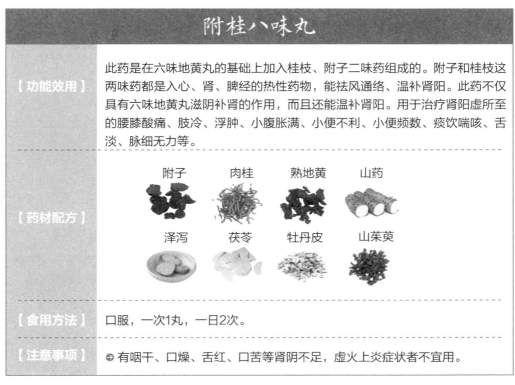
【食用方法】	口服，一次1丸，一日2次。
【注意事项】	➲ 服药期间要节制房事。 ➲ 感冒发热病人不宜服用。 ➲ 有高血压、心脏病、肝病、糖尿病、肾病等慢性病严重者应在医师指导下服用。

药材配方图示：锁阳、肉苁蓉、巴戟天、韭菜子、山茱萸、菟丝子、熟地黄、鹿角霜、八角茴、芡实、莲子、莲须、牡蛎、龙骨

附桂八味丸

【功能效用】	此药是在六味地黄丸的基础上加入桂枝、附子二味药组成的。附子和桂枝这两味药都是入心、肾、脾经的热性药物，能祛风通络、温补肾阳。此药不仅具有六味地黄丸滋阴补肾的作用，而且还能温补肾阳。用于治疗肾阳虚所至的腰膝酸痛、肢冷、浮肿、小腹胀满、小便不利、小便频数、痰饮喘咳、舌淡、脉细无力等。
【药材配方】	附子　肉桂　熟地黄　山药　泽泻　茯苓　牡丹皮　山茱萸
【食用方法】	口服，一次1丸，一日2次。
【注意事项】	➲ 有咽干、口燥、舌红、口苦等肾阴不足，虚火上炎症状者不宜用。

二至益元酒

【功能效用】	女贞子具有增加冠状动脉血流量、降血糖、降低血液黏度的功效。此款药酒具有养肝护肾、活血养元的功效，适用于高脂血症、神经衰弱、肝肾阴虚、失眠发白等。
【药材配方】	女贞子 15克　旱莲草 15克　熟地黄 10克　桑葚 10克　白酒 250毫升　黄酒 500毫升
【泡酒方法】	➡ 将女贞子、旱莲草、熟地黄、桑葚分别研粗，放入布袋中，然后将此布袋放入容器中。➡ 加入白酒、黄酒的混合液。➡ 密封浸泡7日，过滤留渣，取药液。➡ 压榨液渣取滤液，将滤液和药液混合，过滤后方可服用。
【饮用方法】	口服。每天2次，每次20毫升。
【贮藏方法】	放在干燥阴凉避光处保存。
【注意事项】	➡ 脾胃虚寒、大便溏薄慎服。

定志酒

【功能效用】	此款药酒具有补心安神，养肝明目的功效。主治神经衰弱、心悸、健忘、食欲不佳、体倦乏力等。
【药材配方】	远志 120克　菖蒲 120克　人参 90克　柏子仁 60克　朱砂 30克　白酒 4.5升　茯苓 75克
【泡酒方法】	➡ 把其他药材捣碎装入布袋。➡ 布袋放入容器，加白酒。➡ 经常摇动，密封浸泡15日左右拿掉纱布袋。➡ 撒上朱砂细粉，摇匀饮用。
【饮用方法】	口服。每日2次，每次10~15毫升。
【贮藏方法】	放在干燥阴凉避光处保存。
【注意事项】	➡ 最好空腹服用。

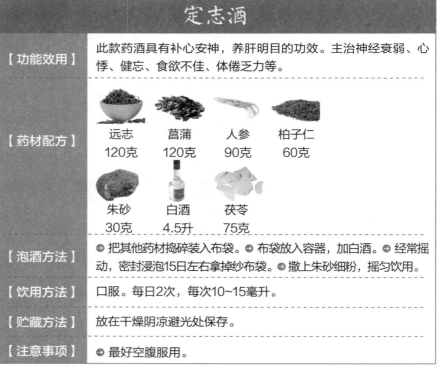

桑龙药酒

【功能效用】	滋阴养血，补益心脾，养心安神，清肝明目，生津润肠。适用于阴虚血少所致的心悸失眠、心脾不足、耳聋目暗、老弱体虚、腰酸耳鸣、津伤口渴、肠燥便秘等症。
【药材配方】	桑葚子 60克　　龙眼肉 60克　　白酒 2500毫升
【泡酒方法】	➲ 把桑葚子和龙眼肉捣碎装入洁净纱布袋中。➲ 把装有药材的纱布袋放入合适的容器中。➲ 将白酒倒入容器中。➲ 经常摇动，浸泡约10日后拿掉纱布袋即可饮用。
【饮用方法】	口服。视个人身体情况适量饮用。
【贮藏方法】	放在干燥阴凉避光处保存。
【注意事项】	➲ 脾胃虚寒便溏者忌服。

桂圆药酒

【功能效用】	安神补血，补肝益肾，强壮筋骨。主治心悸失眠、肝肾精血不足、腰膝乏力、筋骨不利、头晕目眩等症。
【药材配方】	当归身 120克　红花 30克　杜仲 90克　枸杞子 120克　冰糖 1千克　金银花 90克　生地 120克 低度白酒8升　五加皮 90克　桂圆肉 120克　蜂蜜 1千克　牛膝 90克　甘草 30克　大枣 500克
【泡酒方法】	➲ 把诸药材捣碎入纱布袋中。➲ 把纱布袋放入容器，倒入白酒、白糖和蜂蜜后密封。➲ 把容器隔水加热后放凉。➲ 浸泡约15日后去布袋饮用。
【饮用方法】	口服。每日不超过30毫升。
【贮藏方法】	放在干燥阴凉避光处保存。
【注意事项】	➲ 儿童慎服。

人参五味子酒

【功能效用】	滋阴敛汗，益气强肝，补肾宁心。主治体虚气弱、疲劳过度、久嗽残喘、心悸气短、汗多肢倦、头晕干渴、少寐健忘、面色少华、舌淡苔白。
【药材配方】	鲜人参 180克　生晒参 45克　黄芪 100克　五味子 200克　白酒 4升
【泡酒方法】	⊙ 把生晒参切片、五味子捣碎入纱布袋，放入容器，加500毫升白酒。⊙ 密封浸泡约15日后拿掉纱布袋备用。⊙ 每次加水500毫升煎黄芪2次，合并滤液再过滤，浓缩至500毫升。⊙ 把浸泡过生晒参和五味子的白酒、黄芪浓缩液混匀，静置一周。⊙ 加入鲜人参和3.5升白酒后密封，浸泡约15日后即可饮用。
【饮用方法】	口服。每日2次，每次20~30毫升。
【贮藏方法】	放在干燥阴凉避光处保存。
【注意事项】	⊙ 感冒患者不宜服用。

山药白术酒

【功能效用】	此款药酒具有补益精髓，强壮脾胃，养肝补肾，活血祛风的功效。主治头风眩晕、不能食证。
【药材配方】	生姜 180克　白酒 7升　丹参 240克　山茱萸 2000克　五味子 240克　白术 240克　山药 240克　防风 300克
【泡酒方法】	⊙ 把诸药材捣碎入纱布袋中。⊙ 把纱布袋入容器，加白酒。⊙ 密封浸泡约15日后拿掉纱布袋即可饮用。
【饮用方法】	口服。每日2次，每次20~30毫升。
【贮藏方法】	放在干燥阴凉避光处保存。
【注意事项】	⊙ 饮用期间忌食桃、李、雀肉等。

补益杞圆酒

【功能效用】	养肝补肾，补益精血，养心健脾。适用于肾虚血虚所致的头晕目眩、腰膝酸软、乏力倦怠、健忘失眠、神志不宁、目昏多泪、食欲不佳等。
【药材配方】	枸杞子 60克　桂圆肉 60克　白酒 500毫升
【泡酒方法】	◑ 把枸杞子和桂圆肉捣碎装入洁净纱布袋中。◑ 把装有药材的纱布袋放入合适的容器中，倒入白酒后密封。◑ 每日摇动数次。◑ 浸泡约10日后拿掉纱布袋即可饮用。
【饮用方法】	口服。每日2次，每次10~20毫升。
【贮藏方法】	放在干燥阴凉避光处保存。
【注意事项】	◑ 孕妇慎服。

复方杜仲酊

【功能效用】	杜仲具有补肝肾、强筋骨、安胎气、降血压的功效。此款药酒镇静降压，适用于高血压、肾虚腰痛等不适症状。
【药材配方】	生杜仲 200克　桑寄生 200克　黄芩 200克　红花 2克 白酒 2升　金银花 200克　通草 10克　当归 100克
【泡酒方法】	◑ 把诸药材捣碎入纱布袋中。◑ 把布袋放入容器，加入白酒。◑ 密封浸泡约15日后拿掉纱布袋即可饮用。
【饮用方法】	口服。每日2次，每次2~5毫升。
【贮藏方法】	放在干燥阴凉避光处保存。
【注意事项】	◑ 低血压患者忌服用。

生活轻图典，本本都经典！（全套14册）

精美高清的全彩图片，严谨科学的实用内容
精致紧凑的装帧设计，打造国内最具影响力的生活图文书品牌！

图解生活书第一品牌 全民养生生活的定义者和引导者

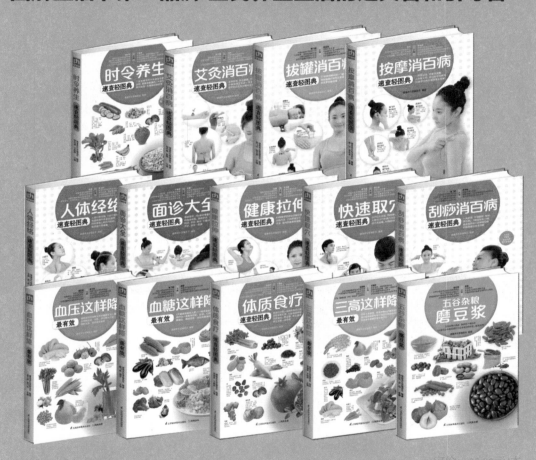

定价：35.00元/本

江苏科学技术出版社

- ◆ 人体经络速查轻图典
- ◆ 艾灸消百病速查轻典图
- ◆ 血糖这样降最有效
- ◆ 刮痧消百病速查轻典图
- ◆ 血压这样降最有效
- ◆ 快速取穴速查轻图典
- ◆ 五谷杂粮磨豆浆
- ◆ 按摩消百病速查轻图典
- ◆ 健康拉伸速查轻图典
- ◆ 拔罐消百病速查轻图典
- ◆ 三高这样降最有效
- ◆ 面诊大全速查轻图典
- ◆ 时令养生速查轻图典
- ◆ 体质食疗速查轻图典

含章·名医话健康系列（全套10册）

全国27位名院名医联手打造，求医找名医
中国居民养生第一超图典，一书抵上一百个专家号

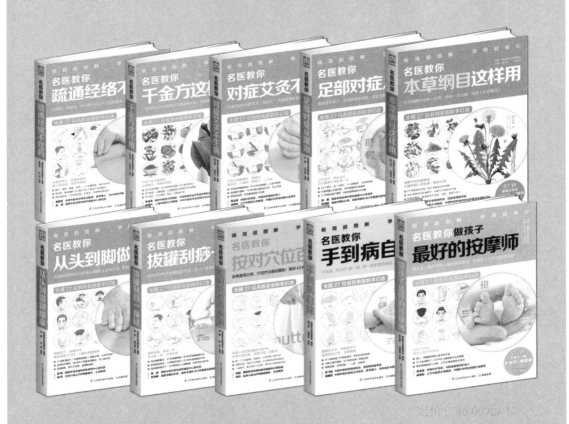

◆ 名医教你本草纲目这样用
◆ 名医教你手到病自除
◆ 名医教你千金方这样用
◆ 名医教你做孩子最好的按摩师
◆ 名医教你对症艾灸不生病

◆ 名医教你从头到脚做推拿
◆ 名医教你按对穴位百病消
◆ 名医教你足部对症从跟治
◆ 名医教你拔罐刮痧一身轻
◆ 名医教你疏通经络不吃药